緊張を味方につける
脳科学

茂木健一郎
Mogi Kenichiro

JN018819

河出新書
026

はじめに

緊張とは新しい世界との出会いのサイン

「ここ一番の勝負どころ」

誰の人生にでも、このような瞬間は訪れます。

ビジネスパーソンでいえば、社運を賭《か》けたプロジェクトを任され、結果を残すことができるかどうか。

学生でいえば、自分の人生を決めるような受験で合格できるかどうか。また、どうしても入社したい企業の面接で上手《うま》く自分をアピールできるかどうか。

スポーツ選手であれば、オリンピックの舞台や絶対に負けられない試合で最高のパフォーマンスを発揮し、勝利することができるかどうか。

あるいは大好きな人に告白するときや人生を共に添い遂げたいと思える人へプロポーズするときなど、みなさんもこのような瞬間を、今までに何度も経験してきたことでしょう。

こうした人生の勝負どころともいえる場面で、私たちの前に立ちふさがる〝やっかい〟

なもの。それが緊張です。

ひとたび「緊張」という言葉を聞けば、きっと多くの人が萎縮し、このような経験を思い出すのではないでしょうか。

「緊張のあまり、失敗してしまった」

「緊張して、思うようなパフォーマンスができなかった」

確かに「緊張は敵」であり、私たちのパフォーマンスに大きな影響を及ぼしてしまうものと誰もが思うかもしれません。

ではそもそも、なぜ私たち人間は、緊張するのか。

それを知ることが、緊張を克服して最高のパフォーマンスを発揮できるかできないかの大きな分岐点となります。

脳科学者としてまず言えることとは、「緊張とは、ここ一番の勝負どころで臨戦態勢を整えるための反応」だということ。それはすなわち、新しい世界との出会いのサインでもあるのです。

実は、私たち人間の脳は、緊張状態になると集中力が増して、身体的機能も向上するということが多くの研究によってわかっています。

例えば、オリンピックなどの大舞台で世界新記録が生まれる瞬間というのは、まさに緊張を上手く味方につけることで、いつも以上の力を発揮できたときなのです。

もちろん、それはスポーツだけに限ったことではなく、仕事や勉強でも同じです。どんな勝負どころでも緊張を味方につけることによって、「ビギナーズ・ラック」、「火事場の馬鹿力」、「ゾーンやフローに入る」といった、通常では想像もつかない状態になり、結果を出すことができるのです。

緊張には「良い緊張」と「悪い緊張」がある

つまり、私たちが何か新しいことを成し遂げるとき、重要な局面を乗り切るためには緊張が必要不可欠だということ。それが最新の脳科学で示唆されていることなのです。

では、いったいどのようにして緊張を味方につければいいのか。

それはいたって簡単なこと。自分の中の「良い緊張」と「悪い緊張」を知り、良い緊張を味方につけ、悪い緊張を追い払えばいいのです。

良い緊張とは、言い換えれば「適度な緊張」です。心や体はリラックスし、集中力が研《と》ぎ澄《す》まされ、パフォーマンスを向上させます。

一方で、悪い緊張とは、言い換えれば「過度な緊張」であり、失敗やパフォーマンスの低下を招く恐れがあるのです。

このように、緊張には「良い緊張」と「悪い緊張」があることを理解できれば、誰もが良い緊張を味方につけて最高のパフォーマンスを発揮することができます。


そして、もう一つみなさんに知っていただきたいことは、私たち日本人は緊張しやすい民族だということです。

もともと日本人が他の国の人と比べて、緊張しやすい性質があると言われている背景には、真面目で几帳面《きちょうめん》、そして個人主義よりも集団を重んじ、人の目を気にしがちといった傾向が挙げられます。

今回、まさに新型コロナウイルスへの対応がそのことを裏付けていました。

例えば、マスクの効果がはっきりしなかったときから、いち早くマスクをして、人との距離を取り、国からの強制がなくても、自ら規律ある行動を取っている人を多く見かけました。他人がどう思っているかを気にして、自分の行動を規制する真面目さとやさしさとを兼ね備えている。それが私たち日本人なのです。

ところが、このように他人の目を強く気にすることや「みんながこうしているから、自分も同じようにしないといけない……」といった考え方のもと、自分の気持ちに嘘をついてでも無理して他人に合わせたり、行動したりする時間があまりにも多くなると、緊張はより生まれやすくなります。しかも、そこで生まれるのは、良い緊張ではなく悪い緊張なのです。

良くも悪くも、生真面目で勤勉な日本人は、周囲の期待に応えようと努力しがちです。他人から期待され、それに応えることで、自分という人間の価値と居場所を見出したいという気持ちが強いため、過度な緊張に支配されて、本番で思うようなパフォーマンスを発揮できないと悩む人も少なくないようです。

「人前に出るとどうしても緊張してしまう」

「練習では上手くいくのに本番で失敗してしまう」

こうしたことに頷《うなず》く方も多いでしょう。

とはいえ、どんなに優秀なビジネスパーソンであっても、どんなにベテランのスポーツ選手であっても、緊張しない人などこの世には存在しないのです。

本書では、緊張はどのように生まれるのかを、さまざまな人間の緊張のパターンを分析しながら、最新の脳科学の知見からアプローチして解明していきます。

また、どのように緊張を味方につければいいのかを、すばらしい実績を残した人々の話やエピソードからヒントを探っていきます。

いかに緊張と向き合い、共に生きていくか。

まさに現代こそ、そのことが試されているのです。

目次

第3章

緊張を解く鍵は「フロー」にあり！　71

第4章　「化ける」とは何か？　人が大変貌を遂げるとき　115

第5章 変化を怖がらなくなるために

第1章

人はなぜ、緊張してしまうのか？

1　緊張を脳のメカニズムで解き明かす

感情の中枢「扁桃体」から緊張ははじまる

どんなときに、人間は緊張するのか。

そして緊張は、どのように人間に作用するのか。

まずは緊張を、脳科学から解き明かしていきたいと思います。

例えば、普段は饒舌で明るい性格なのに、みんなの前でプレゼンテーションをすると、途端に失敗ばかりしてしまうビジネスパーソンがいます。

また実力のあるスポーツ選手でも、大事な舞台で失敗してしまったり、実力を出し切れなかったりすることもあります。

緊張とは、根本的には、私たちが動物として持っている本能です。

動物は、肉食獣に襲われたときや敵が攻めてきたときに、自分や仲間の身を守るために、逃げるか戦うかを瞬時に決めます。動物にとっては、「命が脅かされる状況」で感じるものが、緊張なのです。

このとき脳の中では、「扁桃体《へんとうたい》」と呼ばれる感情の中枢がまず働きます。

自分を脅かす存在や思ってもみなかった事態に遭遇すると、扁桃体が強く活動して、他の脳部位に命令を送って、交感神経を通して心拍を上げたり、発汗させたり、胃の消化作用を一時的に止めたりして、体を備えさせます［図1］。

激しい攻撃行動を開始するにせよ、凍りついてしまうにせよ、基本的には身を守るための体の準備、それが緊張した状態です。

新型コロナウイルス、集中豪雨、大地震という、自分や周りの人の命を直接に脅かす状況に置かれると、人間も扁桃体が活動し、大きな緊張を感じます。

上司や先生に理不尽に怒られたり、あるいは海外旅行に行った先の見知らぬ土地で、道に迷ってしまったりなど、自分にはどうしようもできないと思うような状況に置かれて、体が凍りついてしまった。そんな経験が、みなさんにもあるでしょう。これこそ動物的な意味での「緊張」なのです。

人間では、こうした扁桃体が活動する機会は、脳が大きくなるにつれて、徐々に複雑になっていきました。戦いは身を脅かす戦いだけに限られず、受験という戦い、就職活動という戦いなど、自分の能力をめぐる社会的競争が大部分を占めるようになっていったのです。

つまり動物における生きるか死ぬかの問題が、人間では形を変えて、社会の中で自分はやっていけるのかどうかという社会的死活問題においても、緊張をもたらすようになったのです。

［図1］

扁桃体の役割

役割1

自分の身を守る動物的本能。

役割2

不安や怒りなどの感情を司る。
危険やピンチに直面したとき、
ここからストレス反応が生まれる。

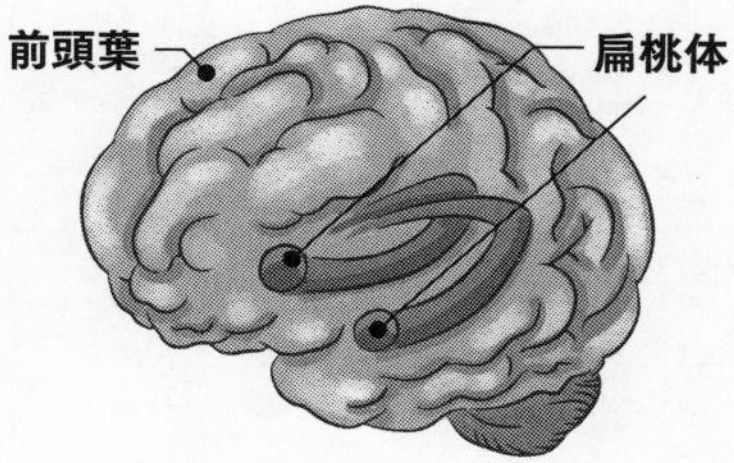

扁桃体とは?

感情の中枢。
緊張はここからはじまる。

「他者から認めてもらいたい！」がもたらす緊張

先日、前田《まえだ》裕二《ゆうじ》さんとお話しする機会がありました。

前田さんといえば、「ＳＨＯＷＲＯＯＭ株式会社」の社長ですが、『メモの魔力 The Magic of Memos』（幻冬舎、２０１８年）が50万部を超えるベストセラーになりました。

どのように『メモの魔力』が生まれたかをうかがっていたのですが、前田さんがメモを考えはじめたきっかけはとても興味深いものでした。

前田さんが子供のときに、同じクラスにとても勉強のできる友達がいたそうです。

一方前田さんは、幼くしてご両親を亡くして、当時精神的にも経済的にも、大変苦しい状態にありました。塾などにはとても行けなかったそうです。

しかしその友達は、塾に行って自由にのびのび勉強を進めていて、先生や周りの子供たちに認められていくのを見ていて、とても苦しかったと言います。それで、なんとかして他者に認めてもらおうという承認欲求を強く持ったとのことでした。

承認欲求とは、他者から認められたい、あるいは自分が世間的に価値ある存在として認められたいという欲求を指します。

この承認欲求は人間において、強い緊張を生み出すものの一つです。

前田さんは、結果的にすごいメモを書くことで、周囲から認めてもらうことができるようになったわけですが、承認欲求は一般に、満たされるまでとても辛いものです。

誰かを好きになって告白したときを思い出してみてください。

この人に自分が受け入れてもらえるかどうか、認めてもらえるかどうか、その緊張による苦しさ、拒絶されたときの痛みは、誰もが体験したことがあるはずです。

また受験生や就活中の学生なら、合格できるだろうか、自分を認めてもらえるだろうかと、緊張しているかもしれません。

人間関係の「同化圧力」による緊張

そもそも他者の存在は、私たちを緊張させるものです。他者は、自分とは異なっていて、新しい刺激を与えてくれるものですが、考え方の違いから喧嘩《けんか》になるなど、衝突を起こすものでもあります。

他者という存在は、人生において大事なものであるだけに、他人が自分をどう見ているか、他人の期待に自分は応えられるか、と、いつのまにか自分自身よりも重んじてしまいがちです。

他人の期待に応えることで、自分という人間の価値と居場所を見出そうとすると、「これで自分は大丈夫だろうか」「今の私の振る舞いは間違っていないだろうか」と緊張が生まれることになります。

またその緊張を、他人から強《し》いられることもあります。それは、「同化圧力」というものです。

同化圧力とは、ある特定のグループにおいて意思決定がなされる場合に、少数意見を持っている人に対して、暗黙のプレッシャーをかけて多数の意見に従うように強制することです。

同化圧力の強い社会では、「仲間と同じ行動をしなければならない」「同じ意見を持たなければならない」「自分は周りから浮いていないだろうか」と常に警戒していなければならなくなります。

そうして周りの考えだけで生き、自分の考えを失ってしまう。そのような緊張状態にいる人は、「和」を重んじる日本では特に、多いのではないでしょうか。

要求水準の高さがもたらす緊張

そうは言っても、緊張は面白いことに人間の場合、才能の現れでもあります。

これは脳科学者としての私の意見です。

例えば、人前で話すという状況を想像してみてください。

これほど私たちの身近で緊張をする場面は他にないかもしれません。

自分の話を受け入れてくれるのか、馬鹿だと思われるのではないか、など自分の価値が他者に委《ゆだ》ねられている状況では、どんな人もプレッシャーを感じるものです。

大勢の聴衆を目の前にした講演の名手として、私が一番に思いつくのは、日本を代表する文芸評論家の小林秀雄さん（１９０２～１９８３）です。

『信ずることと考えること』（新潮ＣＤ　小林秀雄講演第二巻）など、私たちがいかに生きるべきかを語り、感動のあまり涙を流す人も出たといわれる小林さんの講演は、ほとんど録音が禁止されていました。

しかしごく一部の肉声が残されていて、今ではＣＤを購入することができます。私はこの音源が好きで、若い頃から幾度となく聴いてきました。

意外と思われる人も多いかもしれませんが、小林さんは講演の前、ものすごく緊張する人だったそうです。

彼の担当編集者だった池田雅延《いけだまさのぶ》さんは、小林さんが緊張を和《やわ》らげるために、お酒を一杯飲んでから演台に上がっていたことがあったと証言しています。

また小林さんの語り口は、落語家の神様と呼ばれる五代目古今亭志ん生《ここんていしんしょう》さん（1890～1973）のようにざっくばらんで、全く天然、自然の話し方、即興で話しているように聞こえます。

しかし本当は即興などではなく、意外なことに、小林さんは綿密な準備をして講演にのぞんでいて、講演前には一人で控え室にこもって、ぶつぶつ練習をしていたそうです。さらには実際に志ん生さんの真似をして、話す練習を重ねていたとの話もあります。

緊張は、要求水準が高いことの裏返しです。

人に聞かせる話として、どんなものでなければならないか、どうやれば、あるいは、どこまでやれば人の心を動かすことができるのか、自分が自分に要求する話のレベルが高いから小林さんは緊張し、「そこまで⁉」と思うほどの準備をしていたのです。

逆をいえば、緊張しない人は「そんなに高いパフォーマンスをしなくてもいい」「このくらいでいいだろう」と、ほどほどで取り組んでいるのではないでしょうか。

自分が高いところを目指しているから緊張するし、準備をする。その意味では、緊張はその人の才能の現れなのです。

人生の全てがそこにかかっているという緊張

お笑い芸人コンビ「ラーメンズ」の片桐仁《かたぎりじん》さんとラジオでお話ししたときのことです。彼は俳優としても、映画『アイアムアヒーロー』やテレビドラマ『99・9―刑事専門弁護士―』などに出演して大活躍されていますが、こんなことをおっしゃいました。「少し前にオーディションを受けたのですが、こんなに緊張するのかと思うほど、緊張をしました。たくさんの作品に出て少しは慣れたと思っていましたが、自分にもまだこんなに緊張することがあるのだなと驚きました」

大事な舞台のオーディション、あるいは高校や大学の入試、就職の面接試験、あるいは好きな人に告白をする場面。人間の場合、緊張は「人生の全てがその場面にかかっている」という重大な状況で生じるものと言うべきなのかもしれません。

そこでのパフォーマンスが、その後の人生を変えてしまう。自分の将来が、右に行くのか左に行くのか決まってしまう。そういうときに人は緊張するのです。

片桐さんでいえば、オーディションに合格すれば大きな役を得られて、そのドラマがヒットすればこれからの人生が全く変わっていくのが、経験からわかっていたのでしょう。しかし不合格だったなら、その夢がすっかり消えてしまう。だから、あんなにも大物なのに緊張を感じていたのではないでしょうか。

脳にとっては、このような状況は真価が問われるときで、学べるときであり、自分という存在が大きく変わるときです。緊張は、成長機会に現れると言えます。

しかし緊張は、先に述べたように、私たちが動物として持っている、身を守る本能でもあります。

緊張したとき、動物にとって「攻撃する」か「逃げる」かがあったように、人間には「変わる」ことをとるか「現状維持」をとるか、二つの道があるのです。

「現状維持」を優先したら、そのときは安全だけれども、もしかしたら自分が出せたかもしれない力が一生出せないことになるかもしれません。

緊張は分かれ道で現れるものであり、「人生の全てがここにかかっている」というシグナルだからこそ、大きな成功も失敗ももたらすのです。

緊張は「悪」ではない

緊張は変化のときに現れるもので、必ずしも悪いものではありません。

緊張がないと、良い未来を切り拓《ひら》いていくことができないからです。

これに関連して私が最近面白いと思っているのは、ハーバード大学の社会心理学者のダン・ギルバート教授が提唱している「歴史の終わり幻想（The "End of History" Illusion）」です。歴史の終わり幻想とは、「自分はこれ以上は変わらない」という思い込みを指します。

私たちも小学生のときは、「自分はまだ完成ではない」と当たり前のように思っていたでしょう。中学生のときも、自分が完成したなどとは思ってもみない。しかし徐々に人生経験が貯まって、大学生や社会人になると、いつのまにか自分がもう十分に成長してきたように感じて、「もう一生このままでいるのだろうな」と、無意識に自分の歴史が決定してしまったかのように思い込んでしまうのです。

「もうこれ以上は変わらない」「こんな状態がずっと続くのだろう」という、この歴史の終わり幻想を持っている人は実はとても多い。またこの幻想は強固で、一度持つと、自分だけではなく、他人に対しても知らないうちに押しつけるようになってしまいます。

例えば、「偏差値が高い大学に行って、有名企業に就職したから、これで自分の人生は安泰、そうでない人は自分よりも下」だとか、「自分は偏差値の低い大学に行ったから、この先もずっと成功することはないだろう」などというように、恐ろしい押しつけを、自分にも他人にもし続けることになるのです。

本当のところは、大学に行こうが行くまいが、将来その人が経済的な成功をするかどうかわかりません。また経済的な成功だけが、人間の幸せの全てでもありません。

私の大学時代からの畏友の塩谷賢《しおたにけん》さんは、私の人生で出会った中で最も頭の良い人の一人です。

しかし彼は頭が良すぎて、一つ所におさまっていることができず、経済的にいまだ成功しているとは言えません。数学や哲学の研究、オペラなどの芸術鑑賞、桜や花火などの風物鑑賞と、常に自分の好きなことで忙しく、楽しそうにしていて、他の誰にもたどり着けないほどの深いものの見方を持っていて、私は会うたびに驚かされます。

その上、考えていることが難しすぎて話の内容がわからないのです。「わかりやすいコミュニケーションが大切」という現代の価値観に対して、一人で反逆しています。

「何か一つの条件を達成したら幸せになる」というのは幻想です。

「お金」があったら幸せになるだろう、「結婚」したら幸せになるだろう、「子供」が生まれたら幸せになるだろう、というように、何かにこだわってしまうと、それが達成されたら、自ら成長を止めてしまうことになる。変化を必要としなくなり、緊張しなくなってしまうのです。

何かを得たからこれで終わりということは、本当はありません。

人間は一生変化し続けることができるのであって、つまり緊張とは、ずっと付き合い続けていかなければならないものなのです。

2　緊張は脳の使い方によって敵にも味方にもなる

今の時代は「変わらないことが最大のリスク」

新型コロナウイルスの感染拡大により、決定的に何かが変わって、新しい生活様式に適応していかなければならなくなりました。このようなときには緊張するのは当然だし、また自分が成長していくためにも、緊張は必要です。

それに今の時代は、新型コロナウイルスだけではなく、ＩＴ技術革新により情報の伝播《でんぱ》が速く、常に世界がめまぐるしく変化しています。

だから私はむしろ、「変わらないでいようとすること」「緊張しないこと」は誤りであり、「変わらないことや緊張しないことは最大のリスクになる」と考えています。

自分がいつのまにか持ってしまう歴史の終わり幻想から抜け出し、現実世界の動きをよく見て、積極的に変わっていこうとする。すなわち良い意味の緊張を伴う生き方を、私たちは求められているのです。

先の片桐仁さんの「まだ緊張することがあるんだ」という発言は、歴史の終わり幻想から見事に抜け出して「自分はまだ成長する余力がある」と気づいた瞬間を表しています。

緊張を乗り越えたとき、人が大きく成長することは確かです。

先にお話ししたように、緊張は動物の本能としては、自分を守ろうとするときに生まれるものでした。しかし人間では、緊張を感じる機会、緊張の種類が増え、対応の手段もさまざまになっていきました。

ですから緊張をなんとか成長の機会として使うことができれば、自分を大きく変化させていくことができるのです。

つまり緊張は脳の使い方によって、敵にも味方にもなるのです。

ある程度の体へのストレスが、骨や筋肉の成長のために欠かせないのと同じように、緊張も精神の成長のためには欠かせません。

逆に、体へのストレスが過多になれば体を壊してしまうのと同じように、緊張が過多になれば、私たちのパフォーマンスを妨げ、精神の成長を止めてしまうことがあります。

緊張とより良く付き合っていくことが、これからの時代ますます必要になってくるのです。

ベストパフォーマンスが出せなくなる緊張

「この場で自分の実力を出し切る必要がある！」

このようなときには、緊張は害悪でしかないように見えるものなのかもしれません。

大事な場面で緊張して、体が硬くなって失敗してしまう。いつもだったら簡単にこなせることが、いざというときに限ってできなくなってしまう。

災害時でも、自分の生存の確率を上げるため、また周囲の人を助けるために、パニックにならずに、状況を冷静に分析して、取るべき行動を着々と取っていくことができたらいいのですが、どうしても頭が真っ白になって、怖くて身がすくんでしまいがちです。あるいはショックなニュースを聞いたとき、「え、信じられない」と身をこわばらせて、否定し続けてしまうこともあります。

「どんなときでも、自分の持てる能力を最大限に発揮できたらいいのに」という気持ちは誰でも持っているものですが、その場で現状を受け入れ、新たな可能性を拓くことは、なかなか難しいものです。

そこで、ここからは緊張を生み出す扁桃体の働き方を整理して、それを克服するヒントを探ってみましょう。

扁桃体は新しいことに出会ったときに働く

先ほど述べたように、緊張は必ずしも悪いものではありません。

緊張が悪いのではなく、その瞬間を成長機会ではなく、恐怖の機会として捉《とら》えてしまうから、緊張が嫌なもの、悪いものに見えるだけなのです。恐怖を感じれば、当然、頭と体は上手く動かなくなってしまいます。

私たちを大きく緊張させる、会社での大事なプレゼンテーションでも、入試でも、災害でも、共通しているのは「人生で初めての場面に遭遇している」ことです。「どう動いたらベストの結果になるのかが、今までの経験に照らしてみても、はっきりとはわからない」という状況です。

プレゼン自体は人生で初めてなわけではないけれど、例えば「このクライアント」にプレゼンするのは初めてで、「この人」がどう思うかはわからない。地震も、日本に住んでいたら人生で何度も経験するけれど、「こんな地震」は経験したことがない。そういった経験の特殊性、新しさに、私たちは「いったいどう対応したら良いのだろう」と戸惑うのです。

「初めて」の出来事は、「怖い」と感じるかもしれませんが、脳にとっては特別な意味があります。なぜなら、そこにこそ学びがあるからです。

「学び」というと通常、教科書を読む、難しい本を読む、難しい問題を解くことと理解されがちですが、脳にとっての「学び」とは、「初めてのことに遭うこと」を言います。「初めて」との遭遇は、知らないことを知ることができる機会であり、そこで脳は経験を蓄えて、もし次に似たような出来事が起こったら、今度はもっと上手く対応しようと備えることができるのです。

「初めて」には、脳の中では感情の中枢「扁桃体」が大きく反応します。先に述べたように扁桃体は、その場で「逃げる」か「戦う」かを決めるのに、重大な役割を果たしています。

そしてそれ以外にも扁桃体は、脳の中で位置的に隣り合っている記憶の中枢「海馬《かいば》」を大きく刺激して、その出来事を記憶させるということにも貢献しています。

そして面白いことに、この扁桃体の働きには、大きな個人差があります。「初めて」を楽しいと思える人と怖いと思う人、「初めて」が好きな人と嫌いな人とがいるのです。

「初めて」が最も得意なのは子供!?

１９８１年に最初に放映されたテレビドラマ、倉本聰《くらもとそう》さん原作・脚本の『北の国から』を見たことがあるでしょうか。

夫婦仲が悪くなって、男性が一人、子供を二人連れて、東京から自分の出身地である北海道に戻り、大自然の中で、電気も水も通っていない自給自足生活をはじめるというドラマです。

大都会から大自然へと生活が急激に変化した二人の子供が見せる反応が、とても面白いのです。

息子である純《じゅん》は、父親から「ここでは水は、沢から汲《く》んでくるんですよ」と言われて、妹の蛍《ほたる》に「聞いたか今の！　父さん俺たちを殺す気だ」と当惑して訴えます。

しかし蛍は、天真爛漫《てんしんらんまん》にこう言います。「お兄ちゃん、やってみよう！」

蛍は常に「初めて」に対して明るく前向きなのですが、純は「電気もないんですか？」といつも抵抗するのです。

「やったー！」という蛍のような人と、「そんなのやったことないし、無理ですよ」という純のような人との間には、どのような差があるのでしょうか。

もともとの性格の違いもあるでしょう。しかしそれより大きな要因は、成功体験の違いです。「初めて」のことをやってみて、楽しかった、大きな学びがあったという人は、次にチャレンジが来たときも、怖がらずにやってみようとします。

みんな幼い頃は、実は「初めて」のことが得意でした。初めてハイハイするのをおそるおそるやってみた人はいないでしょうし、天真爛漫に、初めて立ってみたり、初めての言葉をしゃべってみたり、してきたのです。

しかし、学校に入って、「これを覚えなさい」「あれを正しく解きなさい」などと言われ、正解が既に決まっているテストの点数で自分が評価されていくうちに、自分自身で何かやってみることや間違うことが、怖くなってしまう。

つまり蛍よりも年上で、東京で学校に長く通った純は、「初めて」に挑戦することを恐れる経験を積んでしまったところがあったのでしょう。

アインシュタインに算数を教えてもらった女の子

これに関連して、天才物理学者アルベルト・アインシュタイン（1879～1955）にまつわる面白いエピソードがあります。

彼が一般相対性理論などを発表し、世界中に名声がとどろいて、プリンストン高等研究所に在籍していた頃、アインシュタインの家を知っている人は少なく、ごく一部の研究者だけだったといいます。

ところが、研究所からほど近い場所にある小学校の先生がアインシュタインの家をたまたま知っていて、その上偶然にも、自分が受け持つ生徒の女の子がアインシュタインの家の隣に住んでいたのです。

その女の子は算数が苦手で、先生はいつも頭を悩ましていました。

あるとき、「あなたの家の隣には算数が得意なすごい人が住んでいるというのに……」と、先生は思わずアインシュタインの存在を口にしてしまいます。すると女の子はそんな算数が得意な人が隣に住んでいるならば教えてもらおうと、躊躇なくアインシュタインの家を訪ねたのです。

アインシュタインがドアをあけると、知らない女の子が立っていました。どうしたのかと訊《たず》ねると、女の子は「学校の先生が、おじさんは算数が得意だと言っていたから私に宿題を教えて欲しいんです」と言います。アインシュタインは見ず知らずの女の子の突拍子もないお願いに戸惑いましたが、快く女の子を家に招き入れ、算数の宿題を手伝ってあげました。

しばらくすると、女の子の算数の成績が上がってきたので、担任の先生は不思議に思います。「何か良い勉強法でも見つけたのかな？」と訊ねると、「先生が教えてくれた隣のおじさんに教えてもらえたんです」と女の子は答えました。先生は心底驚き、すぐにアインシュタインの家に謝罪に行きました。

ところがアインシュタインは、「いいえ、謝る必要などありません。私は何も教えていないくらいです。私のほうがいろいろなことを教えてもらいました」と言い、逆に感謝したといいます。アインシュタインの人柄が垣間見《かいまみ》える素敵なエピソードです。

『北の国から』の二人の子供とこの女の子の話から言えるのは、私たちが人生で獲得してきた「意味」や「価値」によって、「恐れ」が生まれてしまうことがあるということです。小さな子供は、社会的な意味によって緊張はしない。しかし子供だけが緊張を免れているのかというとそんなことはなく、大人でもこの女の子のように、無邪気な人は存在します。

人は「価値観」によって緊張する

約25年前、私がイギリスのケンブリッジ大学に留学していた頃、大阪大学の柳田敏雄《やなぎだとしお》教授がケンブリッジに遊びに来たことがありました。柳田さんはタンパク質の一分子をレーザートラップ顕微鏡等で計測する技術で世界的な業績を上げている人ですが、大変無邪気で自由な人です。

今でも忘れられないエピソードをご紹介しましょう。

柳田さんが遊びに来るからということで、ケンブリッジ大学で脳の神経細胞の活動電位を調べてノーベル生理学・医学賞を受賞したアンドリュー・ハクスリー教授が、大学内の一番の名門トリニティ・カレッジの寮に部屋をとってくれました。

トリニティ・カレッジは、万有引力の法則を発見した、あのアイザック・ニュートンのいたところです。またこのカレッジからは、30人以上ノーベル賞受賞者が出ています。

名門中の名門と言ってよく、建物の美しさも格別です。ヒュー・ハドソン監督の映画『炎のランナー』（1982年日本公開）を見た人なら、時計の正午の鐘が鳴り終わるまでに一周走り終わらねばならない（カレッジ・ダッシュ）、と学生が競走した中庭の印象的な回廊を覚えていることでしょう。あれもトリニティ・カレッジのものです。カレッジの正門の右側には、ニュートンが万有引力の法則を思いついたと伝えられる、リンゴの木の子孫がいまだに植わっていて、重い木の扉をあけると美しい緑の中庭が広がります。本当に夢のようなところなのです。

そんなトリニティ・カレッジの寮に私が柳田さんをお連れして、「今日はここにお泊まりになることになっているみたいです」と言うと、柳田さんは周りを見渡してこう言いました。「おー……そうかい。ここはなんていうホテルなの？」

私は力が抜けて、爆笑してしまいました。

ニュートンがいたところで、ケンブリッジ大学でも一番の名門で、誰もが胸をときめかせる。そんなふうに私は思い込んでいたのに、そのカレッジの寮を柳田さんはただのホテルだと思ったのです。私はこのように隙のある自由な人こそが、良い仕事をするのだなあ、と知りました。

物事の価値を理解することは大事です。

しかし価値がわかればわかるほど、ある人物や物や状況に対して、人はどうしても緊張してしまいがちです。「これは重大な場面だ」「ちゃんとやらなくては」という思いが、緊張を恐怖に変え、ますます頭と体が動かなくなってしまうのです。

一つの価値に縛られないからこそ、人は自由に発想することができ、良い仕事ができるものです。

柳田さんのような偉人は、どれだけ経験や知識を蓄えても、小さな子供と同じように隙を持ち続けることができる。

子供の頃はみな、当たり前に「初めて」に挑戦していたのだから、「初めて」を好きになるためには、その気持ちを思い出すだけでいいのかもしれません。

緊張は悪いものではなく楽しいもの、と感じる素質は、どんな人にでもあるのです。

○第1章のキーポイント

どんなときに人間は緊張するのか——。

それは他人に認められたい、あるいは他人に合わせて行動しなければならないなど、「正解」や「常識」に従わなければならないときです。

また、自分が自分に要求する水準が高いとき、そして新しい出来事に遭遇したときなど、何かしら挑戦がある場合も、緊張は高まります。しかしそれは脳が変化を迫られているときでもあり、チャンスでもあるのです。

「初めて」に直面すると、人はみんな緊張するものです。

しかし、緊張を楽しめる人と怖がる人がいるというのも事実で、経験を積んできた人のほうが意外と怖がって、自分を守ろうとする方向へ行きがちです。経験を積んできた人は、物事の価値や意味がわかっているからこそ、失敗が怖くなる。緊張が楽しみではなく恐怖に変わるから、挑戦できなくなったり、ここぞという場面で大きく失敗してしまったりするのです。

人間は人生の中でずっと変化していくことができます。どれだけ年齢を重ねて、経験を積んできても、まだまだ「初めて」はあるものなのです。そういうたくさんの「初めて」に恐怖を感じるのではなく、楽しんでさらに変わっていくことは可能なのです。

第2章

緊張の脳科学

1　脳と知性の意外な関係性を探る

非日常の「初めて」には誰もが緊張する

第1章では、「初めて」に対する私たちの緊張を、扁桃体の働きから説明してきました。では私たち大人が「初めて」に接したとき、脳の中でどんなことが起こっているのかについてもう少し踏み込んでみたいと思います。

私が東京藝術大学で非常勤講師をしていたときの教え子で、今でも親しく付き合っている植田工《うえだたくみ》さんというアーティストがいます。

彼はとても明るくて、あっという間にどんな人とでも仲良くなって、知らない人たちを和《なご》ませてしまう奇特な性格です。

私が日本放送のラジオ番組に出演するときに、たまたま植田さんがついてきて、そんな明るい彼を見て、ディレクターがいたずら心を起こし、「君もちょっと出てみなよ」と植田さんを本番に出してみたいと言ったのです。

私は「そんないきなりのムチャぶりに耐えられるのか⁉」と半信半疑だったのですが、

悪い予感は的中しました。

普段明るく天真爛漫な性格の植田さんは、すっかり上がってしまって、声は裏返るし、たどたどしく「はい……はい……」と相づちを打つばかりになって、いつもの人を魅了する百戦錬磨の話術を全く発揮できず、副調整室にいたディレクターが「だいなしじゃないか！」と頭を抱えてしまうという愉快な事件でした。

ラジオに初めて（しかも急に）出演するのだし、先生である私の番組で変なことを言ってはいけないなどとプレッシャーもあったのかもしれません。

植田さんに限らず、「初めて」の体験には、緊張しても仕方がないところがあります。

他にもこんなことがありました。

私は小学生のとき、放送委員会に入ってカメラを担当していました。

みんなで何か出し物をするときだったと思います。

私の友人の島田けいさんがMCを担当することになっていて、1970年代当時、カメラはとても珍しいものでしたから、画面に映る経験など稀《まれ》で、私がカメラを向けたら、全校生徒に流れるオンエアの第一声が、島田さんの「え？　俺、今テレビに映っているの？」になってしまったのです。

このことを私は鮮明に覚えていて、今でもときどき愉快に思い出しています。

非日常の出来事にあたると、みんなあたふたするものです。

今はユーチューブなどで、自分が画面に映ることなど普通になってしまいましたが、昔はテレビ画面に映ったら、声など裏返ってしまうものでした。

「初心者はあたふたする」――この現象にまつわることで、考えてみたい事実があります。


ウィリアム・ジェームズが唱えた脳の10％神話

みなさんは、こんなふうに言われるのを聞いたことがないでしょうか。

「多くの人は脳全体の10％しか使っていない」

かなり世間に流布《るふ》している言説らしく、私自身、講演会などでよく「人は脳の神経細胞の10％くらいしか使っていないとは本当ですか？」などと質問をされます。

このような言説を聞いたことがある人は、自分にはまだ使っていない潜在能力があって、成長の余地があると期待するのかもしれません。

あるいは「自分は10％しか使わないで生きているとすると、アインシュタインのような天才なら80％くらいは使っているのだろうな」などという、脳の使い方に対するイメージがあるのかもしれません。

しかしこの言説には、科学的な根拠がありません。

実は、頭の良い人や熟練者ほど、課題をやるとき、限られた脳の回路を使い回し、省エネで働かせていることがわかっています。むしろ初心者のほうが、活発に脳全体を働かせていて、つまり事実は、この言説とは全く逆なのです。

科学的に根拠がないということから説明しましょう。

「脳の10％しか使っていない」と言いますが、まず「使っている」という状態をどう定義しているのか、また「10％」をどうやって計測しているのか、全く明確ではありません。

脳にある全ての細胞は、それぞれ役割を担っていて、どれもしっかり働いています。

しかしあえて言うならば、脳にはさまざまな活動のモードがあるので、ある瞬間には休んでいることがあり得ます。

各領域がどんなときにオンになり、どんなときにオフになるのか。仮に脳内に30の領域があるとすると、その30の領域がオンになるかオフになるかの組み合わせは、10億通り以上あることになります。

その組み合わせの中には脳が試したことがない、未使用のモードがある、ということは言えるでしょう。

私自身当惑するのですが、「脳は10％しか使われていない」という言説の源は、アメリカの心理学者、哲学者、思想家であるウィリアム・ジェームズ（1842〜1910）によるものです。「意識の流れ」と呼ばれる思想を打ち立て、後に20世紀の文学にも決定的な影響をもたらした巨人です。

そのジェームズが、人生のあるときに「脳は一部しか使われていない」という思想を持つに至ったらしいのです。もっとも、ジェームズ自身は「10％」という具体的な数字を主張していたわけではなく、そこは後世に付け加えられました。

こういう言説が広まった背景には、「自分の脳には潜在能力があるはずだ。それを活かさなくては」という私たち現代人の強迫観念のようなものがあるのかもしれません。

頭の良い人が使っている脳の基本回路

初心者はあたふたして、熟練者よりも脳のたくさんの部位を活動させている、と述べました。では、その核心に迫ってみましょう。

例えば、私たちが知らない外国語を聞いているとき、脳は理解しようとしてあわてふためいて、さまざまな部位を活性化させます。

一方、よく知っている言語を聞いているときは、脳活動の範囲は絞られ気味になる、という事実があるのです。

慣れ親しんだ言語では、その言語に対応する特殊部隊が脳の中にできていて、彼らが効率的に働くようになっている、というイメージでしょうか。

頭が真っ白になって、何もわからなくなってしまった、というときは、脳はどこをどう動員したらいいのかわからず、なんとかしなければと一生懸命に、本当は必要のない部位まで使って、さまざまなことを脳の中で試している状態なのです。

例えば、私たちが突然スペイン語で話しかけられたら、「何を言っているのかわからない、どうしよう!」と、脳はいろいろな引き出しをあけてみるのですが、何も入っていなくて、パニックを起こしてしまう。

しかし日本語で話しかけられると、引き出すべきところは決まっているので、「ああ、こうですね」と的確な対応がすぐにできるというわけです。

「あわてふためいてしまう」というのは、脳の働きからいうと、「新しいことをしようとして、とにもかくにも引き出しをあけている状態」ということになります。

慣れた人は、いつも通りにやるだけです。それゆえに、初心者のほうが熟練者よりも、その場では頭を使っていると言えるのです。

面白いことに、知能の高さとこの脳活動の絞り込みが、関係していることがわかっています。いわゆる「頭の良い」人は何をするときにも、脳の同じ回路を使い回していることが明らかになっています［図2］。

［図2］

効率が良い脳と効率が悪い脳

効率が良い脳

どんな課題にも、ほぼ同じ回路を使って処理する。

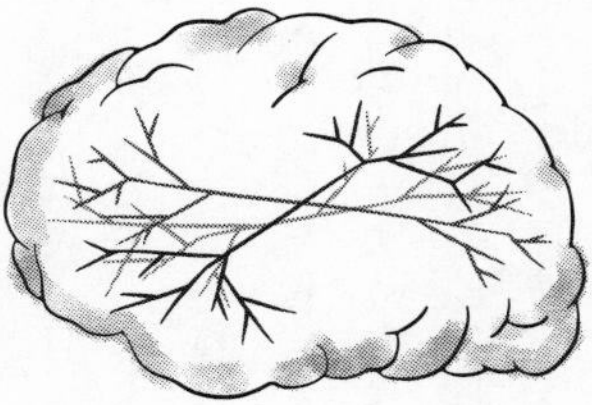

効率が悪い脳

脳全体を働かせている。

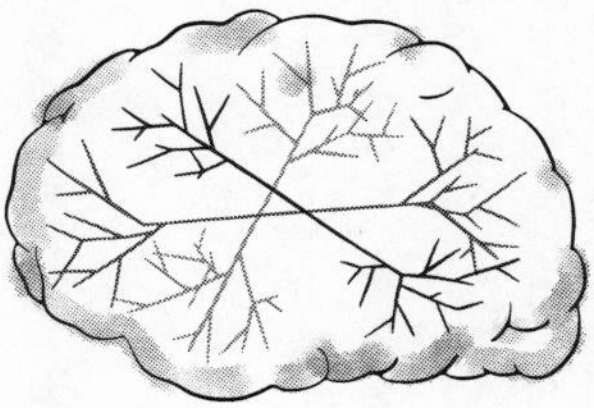

「一般的知性」の高い人は、どんな課題にも、脳の中でほぼ同じプログラムを走らせて、自分なりのメソッドで対応している。

幼少期から、例えば英語と日本語の両方に親しんだ、熟練のバイリンガルの脳の中では、英語を話すときも日本語を話すときも、ほぼ同じ脳の回路が活動しています。同じ場所で両方の言語を効率的に処理することができるのです。

一方、もっと人生の後になってから英語を勉強しはじめた人は、日本語よりも英語を話すときのほうが、たくさんの脳部位が強く活動して苦労している様子が見て取れます。

またどんな科目も得意というような多才な人の脳を見てみると、英語を勉強するときも数学を勉強するときも、使われる脳の回路はほとんど同じだとわかっています。英語と数学は全く違う課題に見えますが、彼ら・彼女らの中では、ほとんど同じ回路で処理されています。すなわち、何でもできる人は、何にでも対応できる基本的な回路のようなものが頭にしっかり構築されているのです。

「頭が良い」人は、基本回路を使い回して効率的にどんな物事にも対応できるのですが、「あたふたして見える人」は、その場では本当に苦労していて、脳全体を働かせている。

初心者のほうがあたふたして頼りなく見え、またすぐに疲れて仕事を怠《なま》けているように見えることがあるけれど、その場でたくさんエネルギーを使わなくてはならないから疲れやすいのであって、決して怠けているわけではないのです。

これらの事実から考えると、「初めて」のことには、脳はありとあらゆる手段を使って対応しようとする。つまり、「あたふたする」ことに「学びがある」のです。

初めてのことに挑戦し、次第に慣れていくと、脳の中にそれに対応できる基本回路が作られていきます。そしてそれを使い回すことで、他のことにも対応できるようになる。脳はそういう仕組みで動いているのです。

これまで一般に広がっていた「脳は10％しか使われていない」「頭の良い人のほうが、そうでない人よりも頭を使っている」というイメージが、間違っていることを理解していただけたでしょうか。

「一般的知性」の高い人の脳はリラックスしている

何の課題をやるにせよ、何か情報が入ってきて、脳が何らかの出力をするという構造は変わりません。

国語をやる回路と算数をやる回路は、違う回路なのだろう、と人は普通、想像してしまうものですが、実はそうではないのです。

20世紀の初めにイギリスの心理学者チャールズ・スピアマン（1863～1945）が、

どんな課題をやらせても、良い点数を取る人たちがいると提唱しました。

例えば、国語で点数が高い人は、意外なことに算数でも点数が高いことが多い。ある一つの課題の能力と、別の課題の能力とが、実は相関している、ということを見つけ出したのです。

それをスピアマンは何にでも適用可能な「一般的知性（g因子）」と名づけました。

確かにどんな課題であれ、脳にとっては、インプットがありアウトプットをする、という構造は同じなのです。

一般的知性の高い人は、どんな課題にも、脳の中でほぼ同じプログラムを走らせていて、自分なりのメソッドで対応しています。

もちろんある課題においてだけ、すばらしい成績を残す人もいて、一般的知性に対して、「特殊知性（s因子）」というものがあることもわかっています。

しかし今、「どんなときでも、自分の力を最大限発揮する」ことについて考えるには、一般的知性についてこそ、よく考察してみる必要があると思うのです。

もう一つ、一般的知性について、面白い事実をお話ししておきましょう。

一般的知性の高い人の脳は、どんな課題をやるときもほぼ同じ回路を使うというだけでなく、リラックスして休んでいるときと、課題に取り組んでいるときの活動とに、ほとんど差がないこともわかっています。

すなわち、本当に休んでいるときのように、楽々と課題をこなすことができているのです。

どんな人でも最初は苦労しても、長く勉強していくと、基本回路を脳に構築することができます。

その結果、その回路を使い回すことで、どんなことにも効率的な処理ができるようになり、リラックスして楽しんで何にでも挑戦できる脳状態になっていくのです。

2　「扁桃体」対「前頭葉」が緊張を左右する

緊張状態は扁桃体が強く活動している証拠

ここまでで「初めて」との遭遇は、扁桃体を強く活動させる、学びの機会であるとお話ししてきました。

そして、「初めて」のときは、扁桃体だけでなく、そもそも脳全体が強く活動をするもので、慣れていくに従って、その活動が絞り込まれていく、安定した「基本回路」が形成されていく、つまり効率的な処理が可能になっていくとお話ししてきました。

ここで緊張と理性、緊張と感情の関係についても考えてみましょう。

いくら「学び」と言われても、災害などではやはり恐怖を感じずにはいられず、全く冷静な振る舞いができなくなってしまう人も多いからです。

進化的に一番新しく、人間において一番発達した大脳皮質の「前頭葉《ぜんとうよう》」は、今入ってくる目からの情報、耳からの情報、また過去の記憶など、いろいろな情報をとりまとめて、「今はこんな状況だからこうしよう」と判断を下しています。前頭葉は脳の中の司令塔で、私たちの「意識の座」と呼ばれています。

対して、先ほどから話に出てきている扁桃体は、大脳皮質の下の、奥まったところに位置していて、進化的に古く、ほ乳類ならどんな種でも持っている組織だと言われています。

前頭葉がしっかり「今何を自分は見ているのか」「何を聞いているのか」と正確に情報を集め、それから判断を下すのに対して、扁桃体は、おおざっぱな情報だけをもとに、いち早く反応して身を備えさせるという機能を果たします。

喩《たと》えるならば、道ばたで蛇のようなものが前に落ちていたら、いち早く「危険かもしれない」と扁桃体が察知して、冷や汗をかき、身を引かせる。そうして安全な場所まで退避した後に、本当に蛇なのか、ただの紐《ひも》なのか、分析する時間が前頭葉に与えられます。それで、前頭葉の冷静な分析によって「ああ、黒い紐だったのか」と判明すれば、私たちは完全に緊張を解くことができるのです。

つまり「初めて」に対して、不安や恐怖があまりにも強くなってしまっている状態は、扁桃体がずっとアクティブになってしまっている状態なのです。

扁桃体の活動が強すぎて、いつまでも相手の正体がわからない。冷静に状況を分析することがいつまでもできずに、自分を守ることだけに注意がいってしまっている状態です。するとむしろ上手く自分を守れなくなってしまうことが多い。

そして自分の感情に合った情報しか信じなくなってしまったり、自らネガティブな情報ばかり拾ってしまったり、世界を広く見渡すことができなくなります。正体がいつまでも判明しないから、ずっと怖いままなのです。

「扁桃体」対「前頭葉」のバランスを保つ

冷静に情報収集した上で判断することと、素早く身を守ること、これは両方必要です。すなわち「前頭葉」対「扁桃体」というバランスをいかに取っていくか、これが、どんな危険な状況でもいかに緊張しないでいられるか、という問題であり、ずっと人類の進化の大きなテーマであり続けてきました。

「ここにいると安心だな」と思う場所を「コンフォート・ゾーン」と呼びます。

ここを出ることとは、どうしても緊張を伴うのですが、コンフォート・ゾーンをいかに拡大するかが人類の課題であり、また人類の文明発達のもとだったのです。

緊張するけれども、どのくらい未知の要素を自分の生活の中に取り入れられるか。これまでの習慣をどれくらい続けて、どれくらい破るのか。そのバランスを取りながら新しい文明が創られてきました。

また、そのように自分で今までの生活から脱却する決心をするだけでなく、環境が急に変化してしまうなど、外的な要因で今までの生活が続けていけなくなることもあります。この変化にどう対応していくのか。どのくらいその「初めて」に自分が適応できるのか。それも私たちが大きく変わる機会となってきました。

新しい領域に出ようと意欲しているとき、また今までの環境から無理矢理に出されてしまったとき、身を守りつつ状況を冷静に分析し、やれることをやっていく。そういう前頭葉と扁桃体の協力関係が、人類の進化を支えてきたのです。

最近ではビジネスの現場でも、いろいろな情報に注意を向けて、あるがままの現実を受け入れられるようにする訓練「マインドフルネス」が取り入れられるようになりました。

これも、どんな状況でも、一つの物事だけしか見えなくなるということがなるべく起こらないで済むように、今ここにあるさまざまな物事に気づけるように、毎日練習をしていくことで、「扁桃体」と「前頭葉」の活動のバランスを取る訓練だと言えるでしょう。

扁桃体に、前頭葉の働きを乗っ取らせないためには、挑戦は危険ではないのだと、くり返し経験させて教え込んでいく必要があります。

マインドフルネスで、どんなときでも周りが見えるように努める訓練をして前頭葉を中心的に鍛《きた》える。また人に言われたことをただやるのではなく、自分で日々小さなことに挑戦し、成功するという体験をくり返すことを通して、扁桃体を挑戦に慣れさせる。こういった訓練によって、扁桃体と前頭葉の良い協力関係が作られていく可能性があります。

「小さいことを積み重ねるのが、とんでもないところへ行くただひとつの道」――これは、プロ野球の世界で数々の偉業を成し遂げたイチローさんの名言です。

ときにイチローさんは、「天才」と呼ばれました。

天才とは、生まれ持った特別な才能だと誰もが考えがちです。確かに、イチローさんの偉業は天才的かもしれません。ですが、日米通算4367安打という驚異的な記録を打ち立てた道のりには、日々のトレーニングや生活習慣をとても大切にしていたという事実があるのです。

つまり、もしイチローさんが天才だとするならば、それは「努力の天才」だったのです。

そんな努力の天才であるイチローさんが、日々挑戦し成功体験をくり返すことの重要性を述べていたのがとても印象的でした。

日米通算4000安打を達成した試合後の記者会見で、「4000のヒットを打つには、僕の数字で言うと、8000回以上は悔しい思いをしてきているんですよね」という発言からも、いかにイチローさんが日々小さなことに挑戦しながら、緊張やプレッシャーに打ち勝ってきたのかがうかがい知れます。野球は、天才が努力しても、3分の2は失敗してしまう、奥が深いスポーツなのです。

イチローさんに限らず、私たちの脳は日々行動しなければ成功体験を掴《つか》むことはできません。

「とにかくやってみよう！」という前向きな気持ちで、失敗を恐れずに挑戦する。そのくり返しが扁桃体と前頭葉のバランスを保つのです。


「前頭葉」が働きすぎると思い込みが生まれてしまう

もう一つだけ、緊張の克服を考えるときに重要な脳の働きがあります。

先ほどから出てきている人間の意識の座「前頭葉」と、記憶を蓄える「側頭連合野《そくとうれんごうや》」の働きです。

私たちはみんな変わっていけるのに、いつのまにか「初めて」が怖くなって、「現状維持」を選ぶようになってしまう、「歴史の終わり幻想」について第1章でお話ししました。

「初めて」に恐怖を感じて、コンフォート・ゾーンを出なくなってしまった人もいれば、そうしている時間が長くなって、もう変化自体を必要としなくなってしまう人もいるのです。

歴史の終わり幻想は、いろいろなところで現れて、私たちを不幸にしています。

例えば、骨折をしたり、病気をしたりして、リハビリをしている。そんな状況でもつい

「リハビリしても治らない」「一生このままだろう」と悲観的になってしまう人が多いと聞きます。「自分は変わっていける」という人生への明るい希望を、どうしたら持ち続けることができるのでしょうか。

ここで私たちが変わることを邪魔しているのは、意識です。意識がこれまでの記憶をもとに、私たちのことを「変われない」と決めつけているのです。

脳の中では、意識の座である前頭葉と、記憶を蓄える側頭連合野が、これまでの記憶を使って、未来の予定を立てています。

大人になるとたくさんの記憶が側頭連合野に蓄えられていますから、前頭葉が「これまでの記憶によると、このままいけばこれからも大体のことはこなせるはずだ」と見積もりを出し、「このままが安全!」と頑なに慣性の法則を押しつけてくるのです。

これでは先ほどとは逆で、扁桃体の働く機会がまるでない。この場合、前頭葉が働きすぎているのです。

このような話をすると、決まってある出来事を思い出します。

それは2015年に開催された第8回ラグビーワールドカップ・イングランド大会で、ラグビー日本代表が優勝候補にも挙げられていた南アフリカに勝利した、「ブライトンの奇跡」です。

２０１９年に日本で開催されたラグビーワールドカップも盛り上がりをみせ、日本では空前のラグビーブームが押し寄せたわけですが、その道のりも決して平坦ではありませんでした。

ラグビーワールドカップの歴史を振り返ると、１９８７年の第1回大会から２０１５年の第8回大会の初戦となった南アフリカ戦まで、日本代表チームはたった1勝（１９９１年）しかできなかった「ラグビー弱小国」でした。

20年以上かけてワールドカップという世界舞台でたった1勝しかできなかったチームが強豪国に勝利したのですから、そのニュースは世界中で驚きをもって報道されたのです。

確かに、日本が南アフリカに勝利するということは、当時であれば奇跡と言うほかなかったのかもしれません。

世界中の誰もが、いいえ、日本代表チームの選手たちですら、こう思っていたに違いありません。「日本が南アフリカに勝てるわけがない」と。

では、そんな思い込みから選手たちは、どうやって脱け出していったのでしょうか。

そこには、ある人の並々ならぬ情熱と戦略があったのです。当時、日本代表チームを率いたエディー・ジョーンズ、世界のラグビー界において「名将」と呼ばれる人物です。

エディーは、「日本人でも世界で勝てることを証明しよう」という大義を持ち、ラグビー日本代表のチームづくりに着手していきました。

そこで実施したのが、これまで類を見ない通算173日にも及ぶ長期合宿です。

この合宿でエディーは日本選手の弱点ともいえるスタミナの強化のため、早朝から夜まで一日に4回、多いときには5回のハードワークを選手たちに課していきます。そのトレーニングのあまりの過酷さから、選手たちからは「地獄の合宿」と恐れられました。

ところが、次第に選手たちの顔つきも変わっていったといいます。これまでイメージできなかった「南アフリカに勝つ」ということが現実味を帯びてきたのです。

さらに、日本人選手は世界の強豪国選手と比べて体が小さいため、相手に対して低いタックルが有効だと考えたエディーは、レスリングの練習を取り入れました。

実際に、ワールドカップ本番では南アフリカの選手たちは日本の選手たちの低いタックルに苦しめられていました。

このように、「俺たちが南アフリカに勝てるわけがない」というネガティブな思い込みに対して、用意周到な準備と緻密《ちみつ》な戦略によって奇跡を必然に変えることができるということを、エディーは選手たちに教えたのです。

デフォルト・モード・ネットワークで脳の無意識を立ち上げる

エディーのように外部から「変われる」ことを徹底的に教え込む、そんな他者に出会えたから、代表選手たちは意識の決めつけから自由になることができた。しかし、そんな出会いはなかなかないかもしれません。それでは「自分は変われない」という思い込みを解くのには、他にはどうしたらいいのでしょうか。

脳科学的にいえば、この場合、意識の決めつけが問題なのですから、意識の手の届かない身体や、無意識からアプローチするのが有効です。

意識的な「言葉」を使ってなんとかしようとするのは不可能です。なぜなら前頭葉と直接戦うことになってしまうからです。

いくら「そんなことないよ、君はきっと変われるはずだよ。新しいことに挑戦するほうがいいよ」と言葉で説得を試みても、前頭葉は今までの記憶を使って、自分で見積もりを出していますから、その言葉をなかなか信用しようとはしません。だから日本代表チームを率いたエディー・ジョーンズも結局、意識の手の届かない、選手の身体や無意識から変えていったのです。

例えば、失恋をして「もう人生終わりだ。この先に良いことなんかないに決まっている」と、あなたが思い込んでいるときを考えてみてください。

もう一度、相手が戻ってきてくれれば、問題は解決するのでしょうが、その可能性は低い。つまり問題は解決しない。そのことは、わかっているので悲観的になっている。そんな場合、「いいや、何を言っているんだ、良いことはあるに決まっている」と言葉で言っても、意識はなかなか説得されないものです。そこで、意識を説得するのではなく、例えば、毎日無理矢理にでも少しだけ外に出て、散歩をする。

10分でも、家の周りを一周するのでもいいでしょう。毎日歩いてみると、定期的に太陽光に当たることで自然と「サーカディアンリズム」が整ってきます。

サーカディアンリズムとは、体が刻んでいる24時間周期の生理現象のことで、例えば起床と就寝の周期がそうです。日中、光を浴びることで、夜にちゃんと眠れるようになり、周期が整い、体が元気になってきます。失恋の悲しみは癒えなくても、まず体を元気にしてしまうのです。

また散歩をすることで、木々の匂いを嗅いだりして、リラックスしているときに強く活動することで知られる、脳の「デフォルト・モード・ネットワーク」が活性化されて、不思議と気持ちがすっきりしてくることがあります。

デフォルト・モード・ネットワークとは、何かの課題に集中しているときよりも、休息しているときに強く活動し、記憶や感情の整理に重要な役割を果たしていると考えられている回路です。

パートナーは戻ってこないし、問題は解決されていないにもかかわらず、毎日散歩をしてみるだけで、体が元気を取り戻し、すっきりした気持ちがして「これからも、良いことがあるかもしれない」と思えてくるようになるのです。

無意識や身体は、脳の中では、デフォルト・モード・ネットワークや、小脳、大脳基《だいのうき》底《てい》核《かく》という、「前頭葉」や「側頭連合野」とは別のシステムによって司られているので、意識的な「幻想」から比較的自由です。幻想に支配されて、現状維持を選び、緊張のない生活になってしまっているのなら、大事になるのは、無意識や身体と言えます。

また、扁桃体の司る感情も、意識とは無関係のところがあります。

「私は二度と笑わない」と宣言していた人でも、何かのきっかけでつい笑ってしまうものです。

そのような意識のコントロールから比較的自由なシステムに働きかけて、できないことができる、自分で自分を裏切るという経験をすることがとても大事なのです。

つまり、「扁桃体」と「前頭葉」、「無意識」と「意識」のバランスを考えていくことが、緊張の克服の最大の鍵となります。

◉第2章のキーポイント

恐怖に支配されて前頭葉の働く機会が奪われても、また、今までの記憶に支配されて扁桃体が働く機会が奪われても、私たちにとっては良いことではありません。

どんなに安定した生活をしていても、「初めて」に挑戦し続け、扁桃体をしっかり働かせる。ただしそのとき前頭葉を働かせることで、冷静な分析能力も携えて、相手の正体をある程度見極め、楽しく挑戦をする。そんな扁桃体と前頭葉の協力態勢が理想です。

自分の生活の中で未知のことに挑戦していく、という態度を長く取っていると、「初めて」が来たときにはどう対応すればいいかという、自分なりのメソッドが自然と構築されていきます。

この章の前半で、一つのことを長く続けていくことによって、どんなことにでもリラックスして対応できる基本回路が脳の中に構築されるとお話ししました。

これは別に「英語」「数学」という学校教育の課題だけに限られず、「初めてのことに挑戦し続ける」という課題でも同じなのです。

初めてのことに挑戦し続けていくことで、あなたの頭の中に、何にでも対応できる基本回路が作られ、また挑戦に対して恐怖をいたずらに感じない、良い「前頭葉」と「扁桃体」の協力関係が出来上がっていくのです。

第3章

緊張を解く鍵は「フロー」にあり！

1　アスリートたちの正しい緊張

正しい緊張をミラーニューロンに写し取る

緊張は悪ではないということを、第1章でお話ししました。

緊張を自分の味方にするには、良い緊張を実際に見るのが練習になります。

人間の脳の中には、ミラーニューロンと呼ばれる、他人の行動を自分の脳に写し取る神経細胞があります。

例えば、フィギュアスケートの羽生結弦《はにゅうゆづる》さんがオリンピックの金メダルがかかった滑走で、転倒せずに最後までパーフェクトの演技を見せられるかどうか、と氷上で一人勝負をしているのをテレビで見ていると、私たちもはらはらしてきます。このとき、私たちの脳は、人間のできる最良の緊張を写し取っているのです。

私たちが、すばらしいものを見たい、と他人の緊張に感情移入するときは、自分の人生を生きるのにどうしても必要な、緊張のワクチン接種をしているというわけです。

この章では、究極の緊張状態を乗り越えた人々の話を通して、最良の緊張状態を理解して、自分の生活に活かすヒントを探ってみましょう。

正しく緊張することは難しい!?

私は、「正しいこと」を教科書通りに学んで、世間の基準を身につけるというよりも、「自分の考えを表現する」「自分の言葉を持つ」教育が必要だと思っています。

だから、中学校や高校で講演会をするときは、よく学生を舞台に上げて、いきなり2分間英語でスピーチをしてもらったり、架空の設定で作り話をしてもらったり、とムチャぶりをしています。

例えば、オリンピックの招致演説というお題で、あなたの英語のスピーチの出来次第で、東京でオリンピックが開催できるかどうかが決まってしまうとしたらどうでしょうか。あるいは、カナダのバンクーバーで毎年行われるＴＥＤカンファレンスで、あなたのスピーチが世界中に配信され、その後何百万回も再生されるとしたら……。

そんなステージにいつか自分が立つかもしれないことを、学生には想像してみて欲しいのです。もしもそんな舞台でスピーチすることになったなら、どんな人も本気になって取り組み、人生で一番の緊張を感じることでしょう。

学生が、将来そんな場所に立って、自分の考えをプレゼンテーションする人になるためには、短い時間であっても実際にやってみる経験の蓄積が必要だと思うからこそ、私はあえてムチャぶりをします。

そしていざ舞台に上げてみると、多くの学生は、その瞬間に本気になってチャレンジをするということができません。

99％の学生は、「茂木さんに急に振られちゃったのだから、英語の精度が低くても仕方がない」「架空の作り話なんて、できなくて当たり前だよね、何を言ったらいいかわかりませんよ」と恥ずかしがって、適当にその場をやり過ごそうとします。簡単に諦《あきら》めてしまうし、それでいいと思っているようです。

でもたった2分間でも本気になれば、起承転結を作り込んで、聞き応えのある見事なショートストーリーができるはずですが、たいていの学生は、ありきたりの、誰にでも考えられるような話で終わってしまいます。

日本には、表現の授業が少ないので、良いスピーチとはどんなものかさえ知らないのかもしれません。ですので、舞台に立って勇気を出して人前で話をしたのですから、私は一応挑戦した人たちを褒めるのですが、心の中では「正しく緊張するのは難しいものだな」

と思っています。

「恥ずかしがる」というのと、「緊張」とは違っていて、緊張は、本気になることや理想を持つことに関連しています。理想と自分の今の能力との差を自覚して、感じることが緊張なのです。

オリンピックという特別な舞台での緊張感

例えば、アスリートたちがオリンピックの決勝の場面で緊張するのは、彼ら・彼女らが才能もあるし、実力もあるし、何が求められているかを的確に理解しているからです。「ダニング＝クルーガー効果」といって、実力がなく、周りが見えていない人ほど、楽天的になることが知られています。「このままでいいや」と思ってしまうのです。

例えば、英語のテストなどを受けた後に、あなたの今日の成績は、クラスの他の人と比べてどれくらい良くできたと思うか自己採点してもらいます。そうすると、実際のテストの点数が低かった人ほど、自分は良くできているはずだ、と自分の能力を高く見積もる傾向があることがわかっています［図3］。

他の人の能力が見えておらず、自分に足りないものがわからないから、あまり努力もしないし、緊張することもなく楽天的でいられるのです。

逆に実際にテストの点数が高かった人は、自分に足りないものが理解できているだけに、「私の成績はそこまでではないだろう」と自分の成績を低く見積もり、謙虚になる傾向があります。

［図3］

ダニング＝クルーガー効果

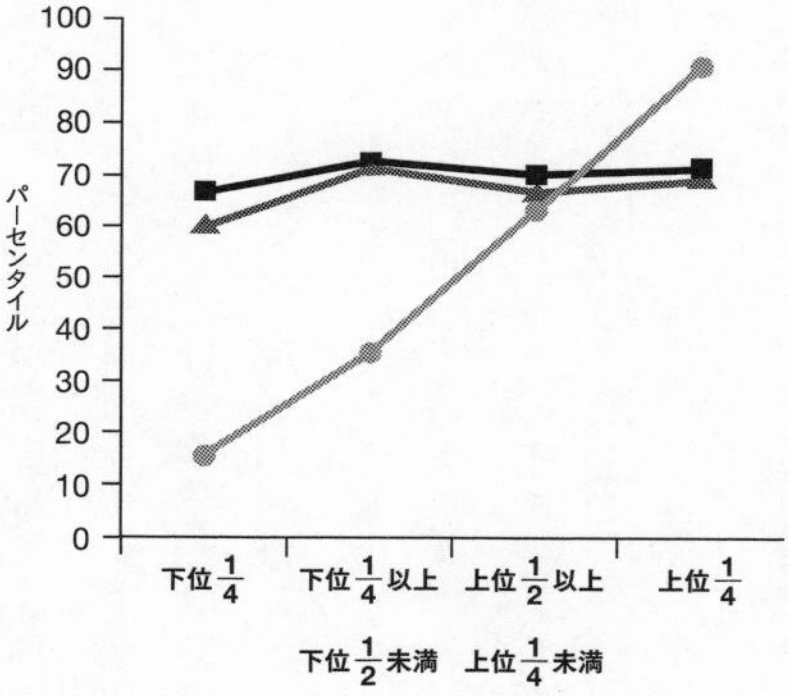

自己認識能力
「あなたの文法の能力は、このクラスの中で上位何パーセントに入ると思いますか?」

自己採点での予想成績
「今回のテストを自己採点して、あなたの点数は、このクラスの中で上位何パーセントに入ると予想しますか?」

実際のテストの成績

文法についての、自分の能力の自己認識および自己採点での予想成績と実際の成績。クラスの中で順位が低かった人ほど、実際の順位よりも遥かに自分の成績を高く予想し、自分の能力を楽観視している。逆に順位が高かった人ほど、自分の能力や自己採点の成績を謙虚に見積もっている。

(Justin Kruger & David Dunningによる1999年の論文より)

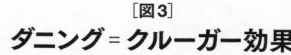

楽観視できず、緊張が高まる。これは能力があることの証《あか》しなのです。

オリンピックでのアスリートたちの緊張は、人間のする緊張の中でも特別なものです。彼ら・彼女らは、自分の期待だけではなく、周りの期待も背負っています。

私は、たくさんのアスリートの方とお会いして対談する機会に恵まれているのですが、アスリートにとって、オリンピックでメダルを取るか取らないかは、その後の人生を大きく変えてしまうと聞いています。

宮崎のビニールハウスの中に作られたスイミングスクールで練習をしてきて、五輪のメダルを四つも手にした、競泳（バタフライ・自由形）の松田《まつだ》丈志《たけし》さんともお話しさせていただきました。

考えてみると、そもそも私がインタビューを松田さんにできるというのも、松田さんがメダリストだからです。松田さんは引退をして、今さまざまなメディアで活躍されていますが、これはオリンピックでメダルを取ったからであって、例えば入賞だったなら、世間はそこまでスターにしてくれないという厳しい現実があります。

まずオリンピックに行って、成田空港へ帰ってくると、報道陣が待ち構えています。そこで、何色のメダルであれ、メダルを取った人と取らなかった人では、扱いが全く違ってくるのだそうです。

メダルを取った人は「これからこちらで記者会見です」とどこかの部屋へ連れて行かれますが、取っていない人は「ここで解散です」と、普通の交通機関で帰されてしまう。松田さんは、四回オリンピックに出場されて、最初のアテネオリンピックでは、メダルを取れませんでした。

そのとき、空港で解散になって京成線やJRで帰る途中、日本選手団のユニフォームを着ていたために、周りの乗客が「あれ？　あの人もオリンピックに関係があるのかな」などと言うのが聞こえてきたのだそうです。メダルを取るか取らないかで、飛行機の座席が、ビジネスクラスになるかエコノミークラスになるかも違うと言っていました。

松田さんの発言で有名なのが、ロンドンオリンピックの際、平泳ぎの王者、北島康介《きたじまこうすけ》さんが個人種目ではメダルを取れなくて、リレーでようやくメダルが取れたときの言葉です。「康介さんを手ぶらで帰すわけにはいかなかった」。その発言は、北島康介さんといえども、もしメダルがなかったら、成田空港で「ここで解散です」となってしまうからだったのです。

メダルを取ると、その場での賞金も違うし、その後の仕事を考えると、生涯収入が億単位で変わってしまう。そういう厳しさで一つのことに取り組んでいるアスリートに、私は尊敬の念を抱かずにはいられません。

私がオリンピックを見たいと思うのは、人間ができる最大限の緊張と、最大限の追い込みをした上でのパフォーマンスが、そこで見られるからです。

学問分野でももちろん、例えば、ノーベル賞を取る、取らないということがありますが、これはとても長い期間での営みの結果です。しかもノーベル賞の評価基準は、今の社会に何が必要とされているかなどが反映されたとても複雑なものなので、誰が取るか取らないか、そう簡単にはわからないところがあります。

しかしオリンピックの場合は、ルールが細かく決まっていて、レースならそのレースの何分間、何秒間で、全て決着がついてしまいます。本当に厳しい現場がそこにあって、人生が全てそこに賭けられている。私は究極の緊張をアスリートから習って、自分の人生に取り入れたいと思っているのです。

アスリートがスタートラインに立つまでに考えていること

アスリートが、それぞれの競技で、スタートラインに立つまでに考えていることの濃度には驚かされます。

2001年に世界陸上選手権400メートルハードルで、日本人で初めてメダルを取った為末大《ためすえだい》さんはこんなことを言っていました。「決勝は何年何月何日何時に行われるとわかっている。だから、そこから逆算して、徹底的に全てをやった。生きている時間の活動は全て、その決勝の時間にあわせて逆算して決めていた」

為末さんが決めていたのは、本当に細かいところにわたります。例えば、ハードルからハードルの間を何歩で行くか。最初11歩で行くと決める、しかし、だんだん足が疲れてくるから、どうしても途中で12歩、13歩になってしまう。12歩にすると、踏みきる足が最初と逆になってしまう。13歩にすると、同じ足だけど歩数が増えるから、タイムが余計にかかってしまう。そこを綿密に考えて、事前に何番目のハードルから12歩にする、13歩にするということまで決めていたそうです。

また、スタジアムには風が吹いています。風向きによっても歩幅を調整しなければなりません。それも、その日の風の状態をアスリート同士で情報交換するなどして、この場合だったらこうする、と事前に決めているそうです。

400メートルハードルを見るとき、私たちは単に、「為末さんが出るのだな」「ああハードルを跳んでいるな」と思っていますが、為末さん自身は、その瞬間のために、それまでの何年間をかけて、ありとあらゆることをやり尽くしているのです。

2012年のロンドンオリンピックで金メダルを取って、「野獣」とも呼ばれた柔道の松本薫《まつもとかおり》さんは、今は結婚して、お子さんが生まれ、引退をされて、アイスクリーム店を開くというキャリアを歩んでいらっしゃいます。

しかしロンドンオリンピックのときは、一切自分が女性であることを忘れるようにしていたと言っていました。パートナーも作らないし、化粧もしない。決勝のその日まで自分を野獣化していくように、自分で追い詰めていたのだそうです。そういうことをした人たちでないと、オリンピックのメダルは取れないということなのかもしれません。

私たちも受験のときなどに、長い期間自分を追い詰めて準備することはありますが、ある一瞬に賭ける人生の濃縮度は、やはりオリンピックのアスリートには及ばないでしょう。本当に想像を絶する世界です。

フローとゾーンの違いを知る

人間の良い集中状態には名前が付いていて、私たちが普段、自分の課題に没頭し、時間がどれくらい経ったかも、自分の普段の心配事も全て忘れて気持ちよく課題に取り組めている状態を、「フロー」と言います。

そんなフローの中でも最良のもの、人間の到達しうる最良の緊張、集中の状態を、「ゾーン」と呼びます。

ゾーンは人間の緊張の中でも最高を味わっているといえるアスリートの人生でも、一回か、二回しか起こらないと言われる究極の状態なのです［図4］。

［図4］
フローとゾーン

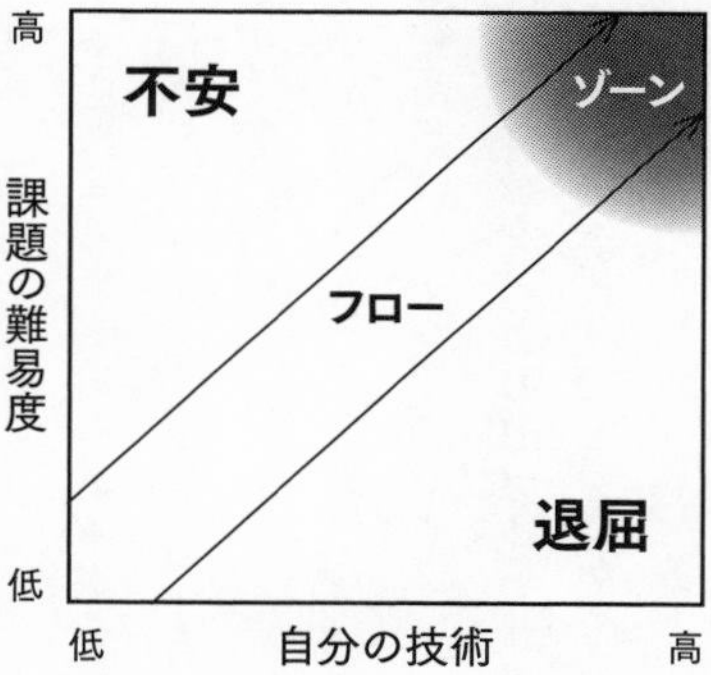

自分の技術に対して課題の難易度が高すぎると、不安が生じるが、自分の技術に対して課題の難易度が低すぎると、退屈と感じる。自分の技術と課題の難易度とが釣り合っているとき、人間は楽しんでその課題に取り組める。その領域をフローと呼ぶ。技術最高度の人が、難易度最高の課題に、楽しんで取り組んでいる状態が、ゾーンである。

フローは日常的に起こすことができます。一方、ゾーンは自分を究極に追い詰めた人でも、人生の中で数回しか起こりません。為末大さんの証言では、世界選手権でメダルを獲ったレースはゾーンに入り、「スタートからゴールまで何が起こったか全く覚えていない」、そんな感じだったそうです。

普段は何歩で行くなどということを詳細に意識しながら競技しているのに、このときばかりは、それさえも覚えていなかったのです。

1998年長野オリンピックの500メートルスピードスケートで、日本人初の金メダルを獲得した清水宏保《しみずひろやす》さんによれば、「自分が滑るべき軌跡が、金色の光で見えた」そうです。

緊張が極致に達した末に、オリンピックの競技をしているということ自体忘れてしまって、全くリラックスした状態で、自分で動いているのではなく、神に動かされているかのように感じられたと言います。そんな状態になったときに結果として、自己最高記録、世界新記録が出ることがあるのです。

人間がベストパフォーマンスをするときは、リラックスしているときだとは言えそうです。しかし問題なのは、どうしたらそのゾーンに入れるのかがわからないことです。オリンピアンのような特殊な追い詰め方をしてきた人にしか現れないし、各アスリートによって、状況も違います。稀にしかないことなので、まだ学術的にも解明することができていません。

脳科学の立場で言うと、ゾーンを解明するのには、ゾーンに入っているそのときの脳活動を調べなくてはなりません。しかし競技場でまさにレース中の彼らを、脳計測器に入れるわけにはいきません。また競技でないときに、脳計測器に入ってもらって、ゾーンの状態になれというのも無理な話です。

だからフローやゾーンに入ったときその人の脳がどんな状態なのか、脳科学的に明らかにすることは極めて難しいのですが、経験的には、フローやゾーンに入ったほうが、パフォーマンスが高くなることは知られています。

フローやゾーンは、「集中しているけれども、リラックスした状態」と言われます。しかしこの状態は、特別なリラックス状態で、こたつで蜜柑を食べているようなリラックス状態ではありません。ある課題に集中してたどり着けるリラックスが、フローであり、ゾーンなのです。

フローやゾーンに入るためには、本気が重要です。清水宏保さんは、もともとぜんそく持ちで、ぜんそくを治すためにスケートをはじめたそうですが、息も絶え絶え、気絶するくらいに自分を追い込んだ末に、金色の光を見たのです。

そのような証言を聞いてきて、私なりに分析をすると、恥ずかしがって本気になることをやめることでプレッシャーから解放され、その心のゆとりをリラックスと定義づけることとは全く逆で、事前準備としてやれることは全てやって、毎日自分を追い詰めて、自信をつけることによって、本番で自分には想像もできなかったような力が出てくる、それがゾーン状態のようです。

ここで、脳の情報処理の大前提をお話ししておきましょう。慣れないことや新しいことは、意識的に処理が行われます。しかし習慣化していくと、無意識に移行します。例えば、車の運転でも、まだ運転に慣れていないときは、「難しいな」「どうやってバックしたらいいのかな」と全てのプロセスが意識されるものです。しかし慣れると、何も考えないで運転できるようになります。運転のプロたちは、ある状況でどうハンドルを切ったらいいか、何も考えずに楽々判断していることでしょう。全てが無意識に処理されているのです。

この意味で、ゾーンは、難しいことに意識的に長年取り組んで、徐々に慣れ、習慣化していった結果、ものすごく難しいことが無意識的にできるようになって起こるものだろうと考えられます。課題にかかわる情報処理が全て無意識に移行した結果、脳の潜在能力が一気に開花されるのです。何も考えなくても自動的に体が動く、次にどうしたらいいのかが、特にエネルギーを使わないでも自然と見えてくる。

脳がぎくしゃくした意識的運転モードから、自動運転モードに切り替えられたときに見るものが、金色の光であり、無我の境地と言うことができます。

「時間があっという間に流れる」とき

ありとあらゆる緊張が消え、集中しているときの脳の不思議な性質をもう少し説明してみましょう。

楽しんで集中しているフロー状態にあるとき、「時間の経過を忘れてしまった」「一瞬に感じられた」と人は報告することが知られています。

これと対極的なのが、生命を脅かすような状況に置かれ、恐怖を感じたときです。こういうときは逆に、「時間がゆっくり流れた」「走馬燈《そうまとう》のようにこれまでの人生の出来事が思い出された」などと言われます。どちらにしても、客観的な時間とは異なった時間の流れを、私たちの脳は作り出す性質があります。

この主観的時間がどのように作り出されているのか、まだ定説はありません。しかし一説には、脳には内部時計のようなものがあって、独自に時を刻んでいる。いつもは一定のスピードで刻んでいるのだけれども、大事なことに取り組んでいるときには、普段よりも刻みが細かくなる。普段だったら1と刻むところを、3つ4つに細かく刻んで、計測点を増やし、詳細に物事を観察できるようにしている、と考えられています。

緊急時の対応などでは、このように細かくモニターする仕組みは便利でしょう。車に乗っていて、危うく事故になりそうなとき、例えば、急に目の前に障害物が現れて、「ぶつかる」と思ったとき、時間の刻みが増えて、詳細に目の前の出来事を観察できるようになったなら、避けられる確率が上がるかもしれません。また、ゆっくりと時間が流れて、過去にあれがあったこれがあったと、たくさんのことを思い出して、現状に照らし合わせて戦略が立てられたら、生き残る可能性が上がるかもしれません。

また、そのようにいろいろなことを思い出すからこそ、その出来事の間長い時間が経過したように後から感じるのではないかという説もあります（つまり、長く感じられたその時間はもともと存在しているわけではなく、終わってから作り出されるという説です）。

このような生命を脅かす緊張状態に対して、「時間が一瞬にして消えた」というフロー状態については、どのように説明できるでしょうか。

　緊張していようがいなかろうが、もう試合がはじまってしまった、１００メートルを走り出してしまったというときは、脳はもう整えるものは全て整えてしまったという状況です。どういう練習を積んで、どういう気持ちでスタートラインに立つのか、脳の無意識のセットアップが終わって、特に脳がもうやるべきことがなくなってしまった、もう何も意識する必要がない、あとは全力を尽くすだけ、という状態になったとき、あっという間に時間が経ったように感じられる可能性があります。

　時間の刻みの伸縮は、その瞬間に、無意識と意識がどのように使われているかにヒントがありそうです。

　サッカー選手が、ボールが飛んできたときに、このボールに対してどういう反応をすべきか、例えば、トラップするべきかダイレクトにシュートするべきか、ヘディングするべきかを判断しなくてはならない。そんな一瞬には、ものすごく細かく時間を刻まないと対応ができないからこそ、スローモーションで見えることがあるのでしょう。野球選手もよく、ホームランを打つときに、ボールが止まって見えたなどと言っています。

　時間の伸縮は、外界の刺激に対してどう準備して、無意識と意識とをどう切り替えるかという問題です。無意識的に運転していたのに、障害物が目の前に現れるという「異変」が起こって、それを意識的に感知しなければならない場合など、この切り替え部分では、時間はどうもゆっくり進むらしいのです。

しかし一度どう処理するべきか、セットアップが終わってしまったならば、もう意識には関与させないで、無意識に任せるのがいい。もう何も自覚しないで走り抜ける、だから時間が消えてしまう、それがフロー状態やゾーン状態なのだと言えそうです。

2 フローに入るための7つのポイント

チクセントミハイによるフローという概念

お話ししましたように、ゾーンにはなかなか入ることができないものです。

しかしゾーンでなく、フローのほうは、どんな人でも、比較的簡単に入ることができます。子供でもフローは経験しています。どんなときかといえば、全力で遊んでいるときです。子供は遊んでいるとき、我を忘れて、時間の経過も忘れて、夢中になっています。

フローという概念は、アメリカの心理学者ミハイ・チクセントミハイ（1934〜　）によって提唱されましたが「集中していて、我を忘れ、その活動と自分とを一体化して、時間も忘れて、楽しんでいる状態」と定義されています。

フローを起こすには簡単なコツがあります。自分の持っている今の技術と、取り組もうとしている課題の難易度とが、釣り合っていればいいのです［前出／図4］。

例えば、英語が全く話せないのに、突然TEDの大舞台でスピーチしろと言われたら、たいていの人は不安になって頭が真っ白になり、固まってしまうことでしょう。また逆に、英語が流暢《りゅうちょう》なのに、「This is a pen.」からはじまる教科書を読まされたら、前に進みたいのに、後ろにずっと引っ張られているかのようで、退屈して、時間がのろのろと流れていくように感じることでしょう。「時間を忘れるくらい楽しんで、集中して課題に取り組む」ためには、自分の実力と課題のレベルとが釣り合っていなければならないのです。

ここからフローの階段が見えてきます［図5］。

いつも自分にとってちょっとだけ難しいと感じられる目標を、自分で作って取り組むことが大切です。体がこわばって動けなくなるくらい難しい課題ではなく、なんとか自分が取り組めると思えるくらいの難易度の課題を自分で設定して、それをクリアできるようにがんばってみる。自分の能力や状況を分析して、どういうことだったら挑戦できるのか、自分で設定するのです。不安や退屈を感じないように、ちょっと挑戦があって楽しいと感じられるレベルの目標を立てる。それができるようになると、脳は喜んで、ドーパミンという快楽物質を出す。すると脳は、その続きをもっとやってみたくなるという性質を持っ

［図5］
フローの階段

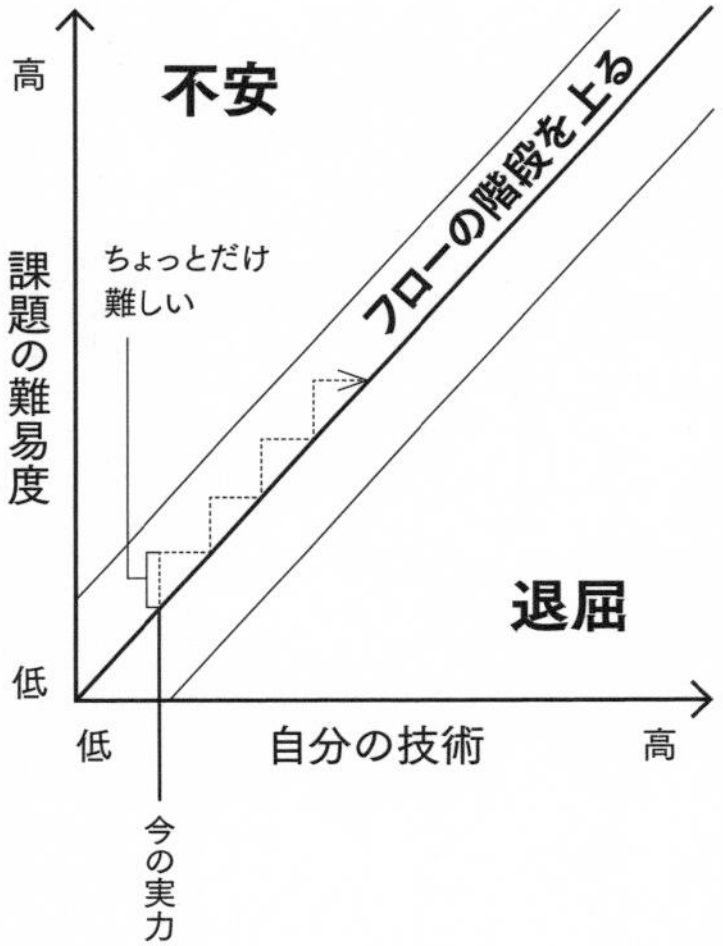

今の実力よりも少しだけ難しいことをすると、その分だけ技術がついて、もう少し難しいことをやってみることができる。ずっとフローの中で階段を上り続けることができて、いずれゾーンに至る。

ているのです。挑戦したから技術がちょっとだけつく。だからまたもう少しだけ難しい課題を設定して、また取り組んでみたくなる。するとまたちょっとだけ技術がつく。こうして負担のない範囲で、挑戦して成功すると、もっともっとやりたくなってくる。それをくり返していくと、ずっと「楽しい」と感じられるフロー状態の中で、どんどん自分の技術を上げていくことができ、いずれゾーンの状態に至るのです。

私が先ほどから言っている「本気」というのは、なにも苦しみ続けろと言っているわけではなく、楽しみながら自分のやりたいことをやり続けるという意味だったのです。全力をその課題に捧げた状態、ずっと楽しく、子供が本気で遊んでいるような状態を続けることで、ゾーンに入る可能性は見えてきます。

フローに入るためのポイント１　自分に合ったやり方を見つける

ここからは、私たちがフローに入るためのポイントを整理していきます。

私の経験の中で、失敗したと思っていることがあります。それは、私が日本人で初めてＴＥＤのスピーカーに選ばれて、カリフォルニア州ロングビーチのメインステージに立ったときのことです。

2012年、東日本大震災の次の年だったので、私は釜石《かまいし》の漁師さんから大漁旗を預かって、津波の映像をたくさん使い、日本人がこれまでに見せてきた回復力についてスピーチをしました。

TEDは「広めるに値するアイディア」をコンセプトに、各界で今を輝く人たちが言葉を研ぎ澄ませてスピーチをする舞台であり、世界中の人が注目しています。英語で発表する「思想におけるオリンピック」のように感じられ、私にしては珍しくとても緊張をしたのです。

一字一句全て原稿を書いて、本番までに何十回と一人で練習をして、完璧に覚えてのぞみました。私はNHKの『プロフェッショナル　仕事の流儀』でキャスターをしていたときから、台本通りに言うこと、決まったことを言わなくてはならないことがとても苦手だったにもかかわらずです。

結果として、スピーチは上手くいって、終わった後、多くの人に「とても良かった」「感動した」と感想をいただきました。本番の順番を、司会のクリス・アンダーソンさんが勘違いして、私の出番が来る前に呼ばれてしまうというようなハプニングもあったのですが、大漁旗を元気にふりまわして、聴衆にアピールすることができました。ただ、残念なことに、スピーチの中で地元テレビ局にお借りした津波の衝撃的な映像を使っていたことなどもあり、ＴＥＤの公式ブログなどでは写真とともに紹介されたのですが、動画は今のところ公開されておらず、「幻のスピーチ」になってしまいました。

今振り返ると、事前に準備するよりも、自分らしいスタイルで、即興で話したほうが良かったのではないかと思えます。実際、ＴＥＤのスピーカーの大多数は事前にスピーチ内容を用意して練習を重ねてきているようですが、イギリスの思想家のケン・ロビンソンさんのように自由に話して人気になったスピーチもあります。

その後、ＴＥＤの本会議ではまだ話す機会に恵まれていないのですが、スピンオフである「TEDx」の会議では、英語のスピーチを、だいたいこういう内容とだけ決めて、あとは即興で話すようになりました。次にＴＥＤのメインステージに立つ機会があったら、即興で話すことに挑戦しようと思っています。

今は自分で英語のユーチューブチャンネルを作り、「こういうことを話そう」とその場で決めて、途中で言い間違えてもおかまいなしで、自分の考えを英語で毎日発信しています。これを続けていけば、世界の人に自分の考えを伝えるのに、ＴＥＤからの指名を待つ必要はなく、いつか多くの人が見てくれるかもしれません。面白い反応が来るようにもなるかもしれません。毎日の一つひとつの投稿が本番であり、また、これをやっていること自体が英語の練習になり、英語力、表現力がどんどん上がって、精度の高いものが徐々に表現できるようになっていくのだと思います。

つまり私は無理をせず、自然体で、練習即本番という生き方を続けていくことに決めました。みなさんも、みなさんに合った方法は、自分でどうしたらフローに入れるか探っていくことで見つかると思います。

ポイント2　どんなときも練習即本番という「加速主義」

しかし「練習即本番」は、私だけではなく、現代に合った方法だと思っています。

これまでは、練習と本番は別物だと考えられてきました。準備期間があって、その準備期間は人に見せるものではなく、本番を迎えたときに、本番でのパフォーマンスだけを見せるのが良いとされてきた。しかしもう、そんな悠長なことをやっていられる時代ではないのかもしれません。

文章でも、プロが苦しみながら何年も練り上げた文章だけが世間に流通するのではなく、誰であっても、ブログやツイッターでなんとなく書いた文章がそのまま流通する時代になっています。どんな人の発言でも、バズったり、炎上したりする可能性があり、練習だと思っている言葉が、本番そのものになっているのです。

私がもう一つ、最近注目している概念があります。「加速主義」です。

加速主義はもともとは、ドイツの経済学者カール・マルクスの指摘したような資本主義の問題を考える中で出てきた概念です。資本主義には、個人の利益を追求していくと、格差などが生じて、結局幸せになれなくなる、という矛盾があるけれども、だからといって資本主義に反対するより、資本主義を逆にどんどん行くところまで進めてしまったほうが、資本主義が早く終わって良いのではないか。そういう考え方を加速主義と言います。

徹底的に資本が利潤を追求していけば、格差が開いて矛盾が起こって、内側から崩壊することになる。近年、経済優先、自国第一で、多様性を認めないといった大きな問題を抱える政権が増えましたが、それに反対するよりも、行き着くところまでどんどん彼らにやらせてしまう。そうすると必ず破綻するから、結果的に早く終わって次に行ける。このような考え方が加速主義で、私はこれを自分の人生に応用することにとても関心があります。

私には今、修正中の小説の原稿があります。

「どんなふうに手直ししたらいいのだろう」「いつか手直ししなければ」と長年途方に暮

れてきたのですが、加速主義に従って「とっととやってしまえ！」と今は思っています。手をつけて終わらせてしまわないと次には行けないのです。

私と同じように、多くの人が自分の夢や計画を、たまごのように大事に抱えています。「いつかカフェを開きたいな」とあたためている。それなら、とっとと開いてしまうのがいいのではないでしょうか。たまごは抱えているうちに腐ってしまうことがあります。特に今は時代の状況がどんどん変わりますから、あっという間に時代遅れのたまご、誰も欲しがらないたまごになってしまうかもしれないのです。

個人の人生において加速主義を適用する。「いつか起業して自分の会社を持ちたい」と思うなら、今すぐ起業すればいい。すると早速違う景色が見えてくることでしょう。つまり、これも、「練習即本番」という考え方なのです。企業してしまって本番の中で練習していくという考え方になってみるのです。

練習があって、それとは別に本番を迎えると考えるから、悪い緊張が生まれるのではないでしょうか。

全部が本番だと考えれば、緊張することにも徐々に慣れて、悪い緊張のない、楽しいフローの中を進んで技術を上げていくことができるのかもしれません。

ポイント3　マッスル・コンフュージョン理論

１９９2年バルセロナオリンピックで銀メダル、１９９6年アトランタオリンピックで銅メダルを取った、マラソンの有森裕子《ありもりゆうこ》さんに聞いた話です。

有森さんの監督だった小出義男《こいでよしお》さんの指導は、スポーツ理論に基づいて練習してきた人には、ときに耐えがたいものだったと言います。

例えば、練習で30キロメートル走った後で、急に「１００００メートルのタイムトライアルをやるぞ」と言われる。普通タイムトライアルといえば、選手は今までの最速を出そうと、コンディションを整えてのぞむものです。30キロ走った直後になど考えられないことなので、理屈を知っているアスリートほど、「無理です」と反対したそうですが、有森さんは「わかりました」と従いました。

小出さんの指導も、実は非合理だったわけではありません。

筋力トレーニングにおいては「マッスル・コンフュージョン理論」というものがあります。体は「こういう運動をする」とわかっているときには、予想してしまって、筋肉がその予想の範囲内の力しか出さなくなってしまうと言われています。だから小出さんのように、選手が予想だにしていないときに、予想だにしないメニューで取り組むのがいい、という考え方が出てくるのです。

レスラーのカール・ゴッチさんは、ロードワークをしているときに、向こうから若い人が来たら腕立て伏せ、ご老人が来たらスクワット、などというように、外界からやってくるランダムな条件に従って、トレーニングメニューを変えていたそうです。

小出さんは、予想を裏切るトレーニングメニューを課して選手を鍛えて、有森さんはそれについていったからこそ、オリンピックでメダルを取ることができたのかもしれません。

確かに、オリンピックの、その競技の当日の、自分や競技場のコンディションがどうかということは、完全にはコントロールできないところがあります。前の夜どれだけ気をつけても、眠れないことがあるかもしれない。競技場の状態だって、そのときが最高とは限らない。しかしそんな予想のつかない条件の中で、出せる力を出さないといけないのです。

どんな状況でも、ベストを出せるようになるために、また自分の知らない力が出せるようになるために、筋肉を混乱させるのがいいというのがマッスル・コンフュージョン理論なのです。

ポイント4　外的要因に備えて精神もランダムに鍛えておく

きちっと計画を立ててやっていく真面目な人は確かに優秀です。

しかし、今はそれだとどうしても上手く進めなくなったり、挫折してしまったりすることもあります。

「このように進めたい」と思って、きっちりやっていても、突然新型コロナウイルスがやってきて、計画をめちゃくちゃにしたりするのです。環境は、突然変わってしまうことがある。この世界中が結びついたグローバル社会ならなおさらです。

会社でも、自分が何かに集中しているときに、上司から急に「これやっておいて」と言われることがあるのではないでしょうか。

また、突然親が病気になって、自分がやろうとしていたことが思うようにできなくなってしまうこともあるかもしれません。

人生で「調子を崩す外からの介入」は避けられない。そういうときに、「これで集中が切れてしまった。もう終わりだ。もう集中したときの状態には戻れない」というのではなく、何があってもそれに対応する努力をしながら、それまで続けていた自分の課題も止めずに、少しずつでも続けていける考え方を身につけたほうがいい。

「外からの介入ってあるものなのだな」と、精神をランダム性に慣れさせてしまうのです。

ポイント5　世の中の学びは全てつながっている

私は、朝起きてから夜寝るまで、ラインブログ、ツイッター、メール、本の原稿と、毎日大量のテキストを書くのが習慣です。

そして私は、自分の書くテキストは、個人的なメールを除いて全て公開されるものだという意識を持っています。練習のために書くものはないし、密かに練習しているという状態がないのです。

ツイッターであれば、場合によっては何千件もリツイートされたり、炎上したり、ネットニュースに取り上げられたりすることが日常になっています。

書き下ろしている本の原稿は、ツイッターに比べて、完成させるまでに多くの時間がかかるけれども、やはり公開することを前提で書いています。文章の長さや深さは違えど、本番であることについては、本とツイッターで差がないのです。

ツイートしている時間も、本を書いている時間も、もっと言えば、ランニングしている時間やお風呂に入っている時間、人と会って雑談している時間も、私は全部を楽しんでいて、それぞれ集中してやっています。

フロー状態というと、何か難しい課題に取り組んでいなければならず、一日中フロー状態でいるなんて疲れるに決まっている、と思われるかもしれません。

しかし子供のようにそれぞれの時間に没頭すればいいだけであって、嫌な疲れが生じるものではありません。一日中ずっと楽しんで人生を送っていいのです。そうすると、昼間遊び疲れた夏休みの子供がパタンと眠るように、当然、夜もよく眠ることができます。楽しんで没頭することで日中の質も、眠りの質も、良くなっていくのです。

現在、多くの人が持っている「学び」という概念は、間違っているように思われます。

脳科学では、「学び」とは、「脳のシナプス結合が変わること」を意味します。脳は何かを経験することで、神経細胞同士のつながり（それをシナプス結合と呼びます）を変えていきます。見るもの、聴くもの、することによって脳は毎秒つなぎ変わっていく。だから本来、私たちの行う全てのことが学びだと言えるのです。

学んでいる時間と学んでいない時間があるのではなく、脳の結合が変わるという意味では、全ての時間が学びです。

大学院生だった頃、私は生物物理という分野で、タンパク質の立体構造や機能を解明する研究室にいました。

当時の私は、「自分の人生経験が全部仕事に投影できる『作家』という仕事はいいな」などと考えていたことを覚えています。生物物理という研究に取り組んでいる以上、どれだけ芸術を見ても、恋愛をしても、おいしいものを食べても、それと仕事が直接結びつくことはないと思っていたのです。

今は、どんな仕事を選んでいても、そこに役に立たないことはないと感じています。

私のライフワークは、人間の意識の解明です。

例えばスポーツ選手と対談をする時間は、直接科学ではないから私の仕事にとっては無駄ではないかと批判されることがあるのですが、そのような対談から、本当のところ私は意識について大切な直感を得ています。人間の心の状態について学ぶことができるのです。

同じように、小説を書くことも、ツイートをすることも、直接科学に関係がないようで、やはり大切な直感を得ることができています。毎日のランニングですら、私の思考を整え、科学の研究にとって大切な時間になっています。

24時間ずっと、仕事に役立つ学びは続いているのです。それは、どんな仕事をしている人でも同じです。

本来の学びとは自分のしたいことへの追求

先日、「南アルプス子どもの村小学校・中学校」にお邪魔してきました。

そこに小説家・文学者の高橋源一郎《たかはしげんいちろう》さんが二人のお子さんを通わせていることでご縁をいただいて、映画監督のオオタヴィンさんのドキュメンタリーに「出演」する形で見学に行ったのです。

ここの教育はユニークで、チームに分かれて子供たちがさまざまなことに取り組んでいました。あるチームは一年中、来る日も来る日もラーメンを作っている。大人顔負けに子供たちがきびきびと動いて役割分担をして、本格的なチャーシューの入ったおいしいラーメンを出してくれました。その子供たちは、どういう小麦粉を作る、どんな苗を植える、土はどうする、ということから、ラーメンの宣伝のために冊子をコンピュータでどう作るかということまで、全て自分たちで考えて長い時間をかけて取り組んでいます。

南アルプス子どもの村小学校・中学校は、こんなにユニークな教育スタイルでありながら、驚くべきことに、学校教育法第一条の文部科学省認定の学校です。

ラーメンを作ったり、自分たちで遊ぶ小屋を作ったり、ユニークな取り組みをするものの、そのうちのここの部分は国語であり、ここの部分は算数であり、ここの部分は理科であり、ここの部分は社会である、と文科省の定めている必要な基準を全て満たしていることを、文科省に提出する必要書類ではっきり示したから、そうなれたのだそうです。

本来の学びとは、それぞれの子供が、自分のしたいことを突き詰めていくことだと思います。

確かに、その過程に勉強に必要な全ての要素が詰まっているのです。ラーメンを作ることに興味があるなら、それを突き詰めればいい。土に棲む微生物については「理科」を学んでいる、どんなふうにラーメンを宣伝するかということでは「社会」や「コンピュータ技術」を学んでいる。興味を持ちながら学ぶのだから、記憶にもよく残るし、実践における知恵だから、最強です。

だから、本来ありとあらゆることが学びだというのは正しいのです。

ポイント6　準備運動はいらない

前述の元教え子の植田工さんと私が仕事で海外に行ったときに、たまたまホテルにプールがあったので、一緒に泳いだことがありました。

私がプールに入って、ゆっくり平泳ぎで体を慣らしていると、植田さんは律儀に準備運動をはじめました。彼が屈伸をやっている横で私は、「野生動物は川を渡ろうとするときに、準備運動をするだろうか」と考えていました。

もちろん水が冷たかったなら、急激な温度変化で体に負担がかかることはあるかもしれないけれども、日本人は必要以上に本番を怖がるところがあるのかもしれません。

最近の研究では、準備運動はいらないと言っているものもあるのです。

私は毎日走っているのですが、準備運動をしてから走るというプロセスは踏まずに、ゆっくりだけども最初から走って徐々にスピードを上げていくことで体を温めています。校庭一周200メートルを走るのにも、走ることとは無関係の準備運動を何分もするのだとしたら、それはやりすぎというものなのかもしれません。

勉強でもそうです。

「この本を読むのには、事前にこの教科書の内容をちゃんと勉強していないとわかるはずがない」と言われて、教科書の範囲内だけで勉強させられることがあります。教科書に載っていないことを答えたら罰を与えられることすらあると聞きます。

いきなり「本物」を見てしまっていい。その分野で今活躍している人の出した最新の専門書に、小学生が手を出しても問題はないと私は思います。そういう文章にこそ一番研究者の情熱がこもっていて輝きがある。全ての内容がわかることよりも、情熱に触れて、一文にでも感動することが大切で、「まずこの教科書を読んでからでないとダメ」と順番を決める必要はありません。アスリートにとって一番の舞台のオリンピックを目撃することで、小学生にスポーツに対する憧れが生まれるのと同じです。

むしろ、そういう「準備運動」は害悪です。

自分で挑戦する機会を奪って、「初めて」を扁桃体に経験を積ませる機会がなくなりますし、世界を狭めてしまいます。大人が、「あなたはどうせここまでしかわかりませんよ」と子供に押しつけるのは、とても失礼なことでしょう。

準備運動をしないと本番には挑戦させない、それは子供にとって、必要以上に本番を怖がらせる洗脳になってしまいます。

だから私は、準備運動はいらないとあえて言いたいのです。

ポイント7　脳内リハーサルを続けて本能を鍛える

練習即本番、準備運動はいらない、とくり返しお話ししてきましたが、それは難しいことをいきなりやってしまって、扁桃体を少々のことで驚かないように慣れさせる、本能自体を鍛えようということです。

だから準備運動はしないけれども、日常生活をいつも本番として、本気で取り組んでいるのなら、脳内リハーサルをいつもやっている、と言うことができます。

『コンビニ人間』で２０１６年の芥川賞を受賞した小説家の村田《むらた》沙耶香《さやか》さんは、「私はいつも物語のことを考えている」とおっしゃっていました。

それも面白いことに、自分が小説を書くための題材を探っているとか、具体的にあの部分をどうしようと自分の作品のために考えているとかいうのではなく、日常のどんなときも物語のことを考えているというのです。

例えば、映画やドラマ、アニメを見たりしているときにも、それを鑑賞すると同時に、このストーリーをこのように変えたらどうなるかを考え続けてしまうそうです。

生活をしていても、「今こんなことが起きたら、こうなるだろう」と、どんな瞬間も物語のことを、直接自分の作品にするためではなく、息をするように考えている。プロフェッショナルは、合理性など無関係に、いつも考えているものなのです。

こういう目的のためにこの準備が必要だからこれをやる、と考えるのが「合理性」ですが、村田さんにはそのような合理性はありません。

プレゼンの前だけに、そのプレゼンに必要なものを必死でそろえて、付け焼刃《やきば》でやるという人は多いですが、プレゼンの達人は、常にプレゼンを考えているのです。10をやるのに、10をきっちり準備するというのではなく、関係ないことまで含めて100や1000を考えているから、10が説得力のあるものになるのです。

サバンナのライオンは、獲物が目に入ったときだけでなく、もしかしたら眠っている間もどうやって獲物を捕らえようかと考えているのかもしれません。

いつでも、何があっても、対応できる脳の基礎は、そのように整えられているのです。

アメリカの大統領は重大な公式発表を、ホワイトハウスのオーヴァル・オフィス（大統領執務室、卵形の部屋なのでそのように呼ばれる）からするという伝統があります。ケネディ大統領がキューバのミサイル危機を伝え、キューバ周辺の海上封鎖をする演説をしたのも、レーガン大統領がスペースシャトルのチャレンジャー号爆発事故の追悼演説を行ったのも、トランプ大統領が新型コロナウイルスの登場で、「ヨーロッパからの渡航を30日間停止する」と発表したのも、オーヴァル・オフィスからでした。

オーヴァル・オフィスからの発表や演説は、国際的に重大な影響をもたらすニュースの「本番」なわけですが、現代では、トランプ大統領のツイートも、同じくらいの重みで国際的なニュースになっています。彼の何気ない一言も、大きな問題を引き起こすのであり、いつも発言について考えていなければならないというのは、政治家にとっては絶対に必要な資質です。

トム・ハンクスさんも、ご自身が新型コロナウイルスに罹患したということをツイッターで発表しました。もうツイッターは、匿名でどうでもいいことをつぶやく場所ではなくて、どんなメディアよりも、その人となりがその発言からわかってしまう場所になったのです。

このようにいつでも本番として脳内リハーサルを生活の中でし続けてきた脳は、どういうときにはどうすれば良いという、インプットとアウトプットの自分なりのメソッドを、はっきり持つことができるようになります。

脳内リハーサルと本番の脳差

脳科学からみると、脳内リハーサルと本番の脳活動はほとんど変わりません。運動野《うんどうや》と呼ばれる、実際に筋肉に命令を出して体を動かす、最終の「GO」命令を出す部位の活動こそ違えど（脳内リハーサルでは実行しないけれど、本番では実行するので）、あとの活動は一流の人ではほとんど変わらないことがわかっています。

現役時代「憎らしいほど強い」と言われた大横綱、北の湖《きたのうみ》さんは、朝日新聞の「角界余話」担当記者抜井規泰《ぬくいのりやす》さんによればものすごい記憶力の持ち主で、誰と対戦してどういう形勢になってどう勝負がついたか、自分の過去の取組を全て覚えていたそうです。「どの場所の何日目はどうだった」と正確に思い出して、頭の中で常に次のためのリハーサルをしていたのだと思います。

将棋のプロ棋士も、実際の対局の後に必ず感想戦をして、その日の対局を全て思い返すことをしています。また実際の盤を使わなくても、頭の中でリハーサルをすることができるそうです。例えば、羽生善治《はぶよしはる》さんは車の運転をしていると、目の前に将棋盤が浮かんできて、どういう場面になったらどうすればいいか、頭の中で動かしはじめてしまうため、危ないので車の運転はしないのだと言っていました。

プロ野球の南海、ヤクルト、阪神、楽天の監督を務めた野村克也《のむらかつや》さんは、捕手だった現役時代、やはり一試合の配球を全て覚えていたらしい。

本当にやるかやらないかの違いだけで、いつでも実践さながらに、頭を動かしている人は、業種を問わず多くいます。

脳内リハーサル、シミュレーションというのは、過去のことを思い出すことであり、今ここにある現実とは関係なく想像することであり、未来を予想することです。本番と何が違うかと言えば、実際にやるかやらないかだけ。経験を蓄えて、日常のあらゆる状況の中でそのことについて考えていて、新たな道筋を探っているシミュレーション上手は、本番に強くなるのです。

○第3章のキーポイント

人間がベストパフォーマンスをするときは、リラックスしているときです。オリンピックなどの大舞台で新たな記録が生まれる場合、人間の到達しうる最良の緊張、集中した状態である「ゾーン」に入っていることがあります。

ゾーンは難しくても、フローであれば、私たちにも日常的に入ることができます。

次の7つのポイントを実践してみてください

ポイント1　自分に合ったやり方を見つける

ポイント2　どんなときも練習即本番という「加速主義」

ポイント3　マッスル・コンフュージョン理論

ポイント4　外的要因に備えて精神もランダムに鍛えておく

ポイント5　世の中の学びは全てつながっている

ポイント6　準備運動はいらない

ポイント7　脳内リハーサルを続けて本能を鍛える

常に本番として日常の物事に取り組んで扁桃体と前頭葉のバランスを整えていく。フローに入るとは、何が起こっても脳がリラックスして取り組めるよう、課題とスキルのバランスを自分で調整することができるようになることなのです。

第4章

「化ける」とは何か？
人が大変貌を遂げるとき

1　脳の潜在能力を呼び起こす

誰も予想していなかった幕尻力士の初優勝

2020年の大相撲初場所で優勝したのは、驚くべきことに、幕尻力士《まくじりりきし》、徳勝龍《とくしょうりゅう》関でした。

思ってもみない人、それまで失礼ながらごく平凡な成績だった人が、あるとき突然「化ける」ことがあります。

この場所で徳勝龍関は、ほとんどぎりぎりまで追い詰められながら突き落としで勝つなど、なんでこんな勝ち方ができるのだろうと目を見張る勝ち方を毎日続けました。

このような神がかり的状態は、どのような脳状態なのか、私は非常に興味があります。こうした例は、人間は誰でも突然変わることができるという証明であり、私たちの潜在能力について、大切な示唆を与えてくれているように思うのです。

本番では緊張により思ってもみないようなことが起こる。

この章では、人間が大きな成功を収める瞬間、人間が大変貌を遂げる瞬間を見て、人間が変わるときはどんなときなのかを、脳科学の見地から考えていきましょう。

意識のコントロールを外す

動物では、弱いものほど、追い詰められたときに致死的な攻撃をすると言われています。動物も、火事場の馬鹿力を発揮することがあるのです。

攻撃力が高い動物は、一撃がどのような結果をもたらすかわかっているので、まず威嚇《いかく》だけをして、自分と相手の能力を測り、事を収めようとします。

一方、弱い動物は、強い動物に襲われるとどうせ死ぬしかないと思うのか、全ての抑制を外し、全力で戦うのです。

追い詰められて、脳が脱抑制した状態が、動物の火事場の馬鹿力のもとと言えそうです。小さな動物にしてみれば、「戦ってやろう」「力を見せつけてやろう」ではなくて、本当に追い詰められて、体当たりするしかない状態なのです。

人間でも、「こうでなければならない」という意識的な抑制を外して、無意識が全力で働くようになったときに、大きな力を発揮することがありそうです。

無意識のものが最高の名作

私の友人である骨董《こっとう》の目利き白洲《しらす》信哉《しんや》さんは、「現代の焼き物は、作家性が出過ぎているから、面白くない」とよく言います。

茶碗でも、皿でも、ぐい呑みでも、展覧会に出そうという芸術作品には、必ず作者名が付いています。各作家は、他の人には真似のできないことをしてやろうと腕を競って、「どうだ、良いものができたぞ」と出してくるわけです。

しかし骨董の世界では、例えば、今日本の国宝になっている井戸《いど》茶碗《ちゃわん》は、朝鮮で李朝《りちょう》時代（1392～1897）の人々が日用品として、自分たちが使うために何の気なしに焼いたものを、「これはいいな」と思った人が日本に持ってきて、「これと同じものは二つとない」と感じた人が受け継いで、大切に人の手から手へと渡ってきたものです。

「芸術作品を作るぞ」と作家が気負って、「どうだ」と出すものでなく、使い勝手だけを一生懸命に考えた、無私で無名の作品を、最高のものとするところがあるのです。

スポーツでも、芸術でも、ビジネスでも、リラックスしていることが大事で、「どういうことが価値があるのか」などと意味を考えて意識してしまうと、力が入って、最高のパフォーマンスにならないことがあるとこれまでの章でお話ししました。

文学で言うならば、夏目漱石の『坊っちゃん』が典型的です。『坊っちゃん』は紛《まぎ》れもない傑作ですが、これを書いていたとき漱石は、精神を病んでいて、追い詰められて、気持ちを解放するために書いていただけで、「青春小説の傑作を書こう」などと意気込んではいませんでした。いわば、脱力して落書きをしているような感じで書いていたのです。

グーグルのトップページに見る無意識の哲学

つまり意外なことに、「こうしてやろう」という意識、「がんばり」「やる気」などなくした無意識のところに、潜在能力を発揮するチャンスが出てくるのです。

グーグルのトップページを思い浮かべてみてください。

真ん中に一つ検索窓があり、「Google」という文字が毎日楽しくデコレーションされています。そのことからわかるのは、いかにグーグルが、力を入れないいたずら、落書き(doodle)を重要視しているかということです。

グーグルがもし広告収入を重要視していたら、検索窓の横に大量の広告を貼るのが手っ取り早いでしょう。実際、他の検索エンジンは、検索窓の他にたくさんの広告がトップペ

河出新書

ージに貼られてごちゃごちゃしています。しかしグーグルのトップページには、窓とロゴへのシンプルな落書きしかないのです。

それはグーグルの見識の深さであり、哲学であり、プライドだと私は考えています。

脳科学的に、落書きは、とても創造的な営みであることがわかっています。

誰かと長電話しているときに、相手の話がずっと続いて「そうか」「そうか」と生返事《なまへんじ》をくり返しているようなときに、私たちは手元で落書きをします。話を押しつけられて苦痛に感じているようなとき、私たちは落書きによって、その場から逃れている。自分の無意識を自由にしているのです。

「これをやらねばならない」「すごいものを作らねばならない」と自分でプレッシャーを感じているようなときも、とにかく手を動かしてしまう。落書きからはじめてしまうと、すっと課題に入り込めることがあります。

意識的にやろうとしても、止まってしまうだけで、動けなかったのが、落書きしていると自然に動いてくる。追い詰められて「やる気」などなくしても、とにかく意味なく動いてしまうことで、意識のコントロールから、無意識を解放させることができるのです。

落書きのような無駄に見える遊びによって、人は自由になってＩＴ技術革新を起こすのであって、既成概念に囚《とら》われて自分たちは不自由になったりしないのだ、力が入って縮こまったりせず、どんなときも楽しんでいることが大事なのだ、というメッセージが、グーグルのトップページです。一人の人間の大変身の秘訣もそこにあるのかもしれません。

無観客で見えた大相撲の本質

今は、人がどんどん裸になっていっているように感じます。

2020年、新型コロナウイルスが感染拡大し、このウイルスが人間の飛沫と接触行為から広がる性質を持っていることで、人の集まりが禁止されていきました。

そんな中、私がいつも楽しみにしている大相撲の三月場所は、無観客開催となりました。テレビをつけると、最初は観客の歓声がないために、横綱土俵入りのときの、行司の「しーっ」という先払いの声「警蹕《けいひつ》」が聞こえたり、力士同士のぶつかる音が大きく響いてきたりして、異様な光景に見えました。

しかしすぐに、もともとそういうものだったのではないかと、逆に大相撲の本質が見えてきた気がして面白かったのです。

この本場所を迎える前、観客がいないと、力士はモチベーションの維持が大変なのではないかと心配されていました。しかし蓋《ふた》をあけてみたら、土俵はいつも以上に凛《りん》として見えたのです。

考えてみれば、普段の練習の多さ、巡業での勝ち負けなどは全く考慮されず、大相撲は本場所だけの成績、つまり本場所を負け越すか勝ち越すかで、番付が無情にも変わってしまいます。幕内に入れるか入れないか、また十両に入れるか入れないか、あるいは、大関になれるかなれないか、それぞれの番付によって給料から着物など身につけるものまで、待遇に雲泥の差があります。

だから観客がいてもいなくても、どの力士もそれぞれの位置で、常に相撲人生を賭けて、本場所に取り組んでいるのです。

ある関取がこんなことを言っていました。「満場のお客さんがいても、本当に集中しているときは、無観客と同じになる」

そういえば陸上競技の為末大さんも、一番集中力の高い状態になったときには、「競技場の歓声が聞こえなくなる」と言っていました。どれだけ観客がいても、本質に関係はなかったのです。

俳優さんからも、本当に良い演技ができているときは、「誰かに見せている」「演じている」という感覚ではなくなって、無意識のうちに自然体で演技ができる状態になっていると聞いたことがあります。

はからずも私は、ウイルス対策で無観客でしか観戦できないという状態に置かれて、人間のベストパフォーマンスの状況は、もともと無観客だったのだと気づかされました。

無観客でのパフォーマンスは、「異例」「ウイルス対策により初」に見えますが、実は世界を見回すと、いろいろなところにありました。

宮内庁楽部に所属していたことのある雅楽師の東儀《とうぎ》秀樹《ひでき》さんによれば、宮中の儀式で雅楽を演奏するときは、何時間も誰もいない場所で演奏することが普通だそうです。それは信じられないことに、1200年前に存在した帝《みかど》のための儀式だったりして、そんな無観客状態で独り演奏していると、本当に死んだ帝の霊が降りてきて、聴かれているような気がしてくると言っていました。

ピアノの名手グレン・グールド（1932〜1982）も、コンサートで引く手あまただったのに、途中からは人前に出て弾くのを一切止めて、無観客でスタジオ録音をするだけになりました。彼が残したバッハのゴールドベルク変奏曲の録音からは、彼がピアノを弾きながら、音楽と一体になって、楽しげに歌う声がかすかに聞こえてきます。

無観客状態の脳とはどんな状態なのか？

私もそれで思い返してみると、講演会でお話しするとき、一番話していて調子がいいときは、無観客状態になっていると感じます。

もちろん、最初は会場を見回して、今日はどういう人が聴きに来ているのか、どんな話をしたら一番良いのかと聴衆をよく見るようにしているのですが、だんだんのってきて、話に最も集中してくると、観客も我も忘れたような状態になります。

笑わせようと意図していないのに、観客が爆笑していて、それを全く自分が気にしていない。そんなふうに、人間が一番集中しているときに無観客になるというのは大変面白い現象です。

集中は結局、外界からの感覚をシャットアウトしている状態だと言えます。観客だけではなくて、極限まで情報を遮断しているのです。

眼鏡の会社「JINS」が、眼鏡を通して目線検出などをして、人間の集中力を研究しているのですが、先日、社長である井上一鷹《いのうえかずたか》さんとお話ししてきました。

彼らの研究では、人間は静かなところよりも、喫茶店のようにある程度のノイズがある場所のほうが深い集中に入りやすい、とわかったのだそうです。

脳は、最初はノイズを利用して、落書きをするように脱抑制していくのですが、本当に全ての抑制が外れたら、たった一人になっている、というような仕組みで動くらしいのです。

どんなノイズがあっても、絞り込んでいくことができる。観客さえ消えてしまう。しかし、誰も他にいなくなっても、自分だけは最後まで残ります。

この自分のあり方を説明することが、脳科学的には一番難しいのですが、なんとか説明を試みてみましょう。

自分の状態を外から冷静に眺めることを「メタ認知」と呼びます。そのメタ認知が究極まで高まった状態を、室町時代に「能」の基礎をつくりあげた世阿弥《ぜあみ》（1363〜1443頃）は「離見《りけん》の見《けん》」（『花鏡《かきょう》』）と呼びました。

自分を眺めているのだけれども、鵜《う》の目鷹《めたか》の目《め》でいちいち文句をつけるような鑑賞態度ではなく、自分から離れた態度で見ること、自分自身を突き放して眺める目を言います【図6】。

自分が自分に対して、あれこれとヤジを飛ばす観客のようになっていては、良い集中状態には入れません。

自分がいるんだか、いないんだか、ほとんど干渉しない状態で、自分を眺めているときに、最良の集中状態となっていて、高いパフォーマンスを発揮することが多いのです。無意識と意識との役割分担について、熟練したことは無意識に処理され、慣れていないことほど、全てのプロセスに意識が関与してきて、たどたどしいパフォーマンスになると説明しました。

［図6］
最も集中できる意識のあり方

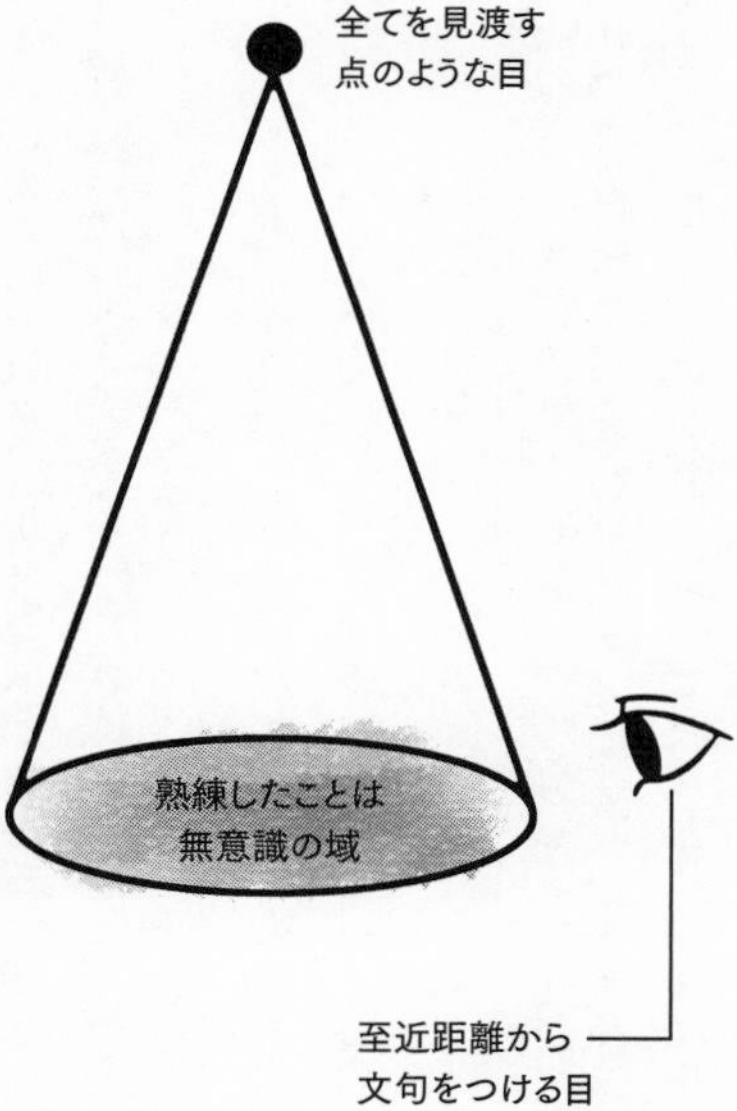

全てを見渡す点のような目が「離見の見」。
ほとんど無意識に任せていて、いちいち文句をつけることなく全てを眺めているとき、無意識は全開に働いている。至近距離から文句をつける目とは性質が異なる。

意識が介入すればするほどパフォーマンスが落ちてしまうので、無意識が自由に働いていて、極限まで意識の関与が少なくなった状態、極限まで絞られた意識を「離見の見」と呼ぶのです。

最大限に自由に無意識が活動し、意識はたった一つの点のように存在している、そういうふうになれたときに、人はベストパフォーマンスを見せるのです。

世阿弥の『風姿花伝』

同じ日本文化の立役者でも、茶の文化を完成させた千利休（１５２２〜１５９１）については、大河ドラマになったり、小説や新聞で取り上げられたりと、今でもくり返し語られています。

能をつくりあげた観阿弥《かんあみ》（１３３３〜１３８４）・世阿弥という親子は、思い出されることが少ないかもしれません。

しかしこの親子の能は、観世流として現代に生きていて、父の観阿弥の死後に世阿弥の書いた『風姿花伝《ふうしかでん》』は、日本最古の演劇論とも言われています。

その中で世阿弥は、私たちの意識の持ち方を論じています。例えば、役者の年齢が若いときには、若いというだけで観客の目を引く花があるもので、真に芸がある役者が負けてしまうことがある。そういうとき若者は調子に乗ってはいけなくて、若者の芸の花は「時分の花」にすぎない。「真《まこと》の花」とは違うことを知りなさい、などと深い言葉を残しています。また観客は予想をしていないものに感動するものだ、観客に「思いも寄らなかった」という感覚を持ってもらうことが、芸の花なのであって、「秘すれば花」と言っています。

どのように意識すれば、役と一体化して、力を抜いて演技ができるのか、どうしたら観客の心を動かす良いパフォーマンスとなるのか。世阿弥は芸の秘訣を通して、私たちがどうしたらいつも自然体でいられるのか、自然体とは何なのか、私たちの最も集中してリラックスした状態について、説いているのです。

面白いことに、この『風姿花伝』は秘伝でした。

観世家でもあまり存在の知られていない、読んではいけないものだったらしいのです。世阿弥は書いてはみたけれど、秘訣など読んでしまうと、下手に意識してしまうので、役者が自分で発見していくしかないと考えたからでしょうか、読む人を限っていました。明治時代に歴史学者である吉田東伍《よしだとうご》（1864〜1918）が発見して、世の中に出し、初めて知られるようになったのです。

現代の能楽師、安田登《やすだのぼる》さんとお話ししていたとき、別ものが自分に「宿る」「憑依《ひょうい》する」ことが役者にはあるとおっしゃいました。

その状態では、まるで自分でないかのように自分を眺めていて、神がかった存在となり、自在に演技することができるのだそうです。

平凡から突然「化ける」というトリガー

２０２０年の大相撲初場所で優勝した徳勝龍関もそんなふうに動いているように見えました。自分の本来の能力など超え、神がかって動いているように見えたのです。

相撲は多数のパラメータ（影響を与える変数）からなる運動です。

怪我はしていないか、体重や身長はどのくらいか、筋肉量や関節の可動域はどのくらいか、運動能力、敏捷性《びんしょうせい》はどれくらいか、というパラメータに加えて、どのくらい必死かというような、精神力としか言いようのないものもあります。それらのあわせ技として、毎日、一人の力士と力士とがぶつかります。

全力士の中で、十両以上になれるのは10人に1人しかおらず、幕内力士となれば、スター中のスターです。先ほど、徳勝龍関を「平凡」などと言ってしまいましたが、彼ら幕内力士の実力差など、番付の差はあれど、実は紙一重なのかもしれません。

そこで、日々の鍛錬、練習の成果などで、相撲のパラメータが微妙に変わってきて、あるとき「化ける」という事象が生まれます。

能、相撲に限らず、誰かが「化ける」というのは、傍目《はため》からは「平凡からの大変身」に見えるのかもしれませんが、本人からすると、複雑なパラメータを精査して、それらを増強すべく、毎日地道に努力するということしかしていないのかもしれません。

徳勝龍さんのように、表面的にはなかなか成果が出なくても、着実にその人は向上していて、あるとき閾値《いきち》を超えるだけなのです。

英語の学習などでも、本人はものすごく努力をしているのに、テストの点数が全く良くならない、全く話せるようにならない、という時期があることが知られています。この時期は「サイレント・ピリオド」と呼ばれていますが、これを過ぎるとあるとき突然英語が話せるようになるのです。見えないところで変化は続いていて、それが突然閾値を超えて現れてくるのです。

2　結果は突然、現れる

「必死さ」とは何か

本人は地道に努力するしかない。しかし、大変身にかかわる一つの要素として、こんな面白いものもあります。

大相撲では先に述べたように、勝ち越すか負け越すかで番付が上下してしまいます。それで給料が上がるか下がるかが決まってしまうのです。それゆえに大事な最終日である千秋楽を、7勝7敗で迎えた力士と、既に勝ち越しを決めている力士とが対戦したときに、どうなるかというと、圧倒的に7勝7敗で追い込まれている力士のほうが勝つ確率が高いというデータがあるのです。

これを、生活がかかっているから、7勝の力士が勝てるようにするのではないか、八百《やお》長《ちょう》だろうと言う人もいるのですが、私はおそらく、「必死さ」でこのとき本当に何かが変わっているのだと考えています。

膨大なパラメータ調整の最後の魔法の一振りが「必死さ」なのです。その必死さとは何なのかを考えることは一番面白いと思うのですが、残念ながら、まだ科学的には明らかになっていません。

しかし広島カープのスカウトをしている松本奉文《まつもとともふみ》さんも、こんなことを言っていました。

「自分がスカウトする一番のポイントは、人間力、精神力である」

もちろん、ストップウォッチやスピードガンを持っていって、一人ひとりの選手の投球のスピード、打球のスピードを測るけれども、最後の決め手は、例えばその選手がグラウンドに出るときにどれくらいグローブなど用具を手入れして出てくるか、どれくらいグラウンドを整備するかなどだというのです。そのような精神的な態度で、プロとしてこの先どれくらい伸びるかがわかってしまうという事実があるというのです。

スカウトの来るその場にいるような選手は、ある程度身体的な能力はもうクリアしている。ですからスカウトが見るのは、精神力ということになる。

またJリーグでも、リーグの終盤戦に見せる残留争いや昇格争いは、優勝争いよりも面白いと言う人たちがいます。

J1に残るかJ2に落ちるか、あるいはJ1に上がるかJ2のままかというのは、天と地ほどの差があって、生活がかかっていてみんなが必死になるからこそ、見る者を感動させる力がときに生まれるのです。

神秘の力、科学的に説明できない力というよりは、人間が誰でも発揮できる、地道な努力に支えられた精神力により、人間は急に化けるのだと私は考えています。

ビギナーズ・ラックはなぜ起こるか

私が脳科学的に面白いと思うのは、こんな現象です。

1992年バルセロナオリンピックの競泳女子200メートル平泳ぎで、岩崎恭子《いわさききょうこ》さんが14歳で初めてオリンピックに出て、史上最年少でいきなり金メダルを獲得しました。レース後の彼女の言葉「今まで生きてきた中で一番幸せです」は、いまだに大勢の人の記憶に強く残っています。

最近では、ゴルフの最も権威あるトーナメント、全英女子オープンで2019年、渋野《しぶの》日向子《ひなこ》さんが彗星の如く現れて、日本人としては42年ぶりにメジャー優勝を果たしました。あり得ないことを成し遂げているのに、ケロッとしている姿が印象的でした。

このように、人が期待する以上の成果を突然出してしまう現象に、私は興味があります。これまでの話では、もともと才能がある人だけが、さらに努力をして、できるようになる話で、自分には関係のない話だと思われてしまったかもしれないのですが、どんな人にでも、突然変わる可能性があることを私は伝えたいのです。

オリンピックや全英オープンなどの大きな舞台で、実際そのようなことがときどき起きてきました。「金メダルを取るのは確実」という、カール・ルイス選手やウサイン・ボルト選手が、予想通りに金メダルを取るよりも、思ってもみなかった人が思ってもみない成績を収めることに私は、全ての人にとってのヒントがあると思っています。

そもそも「学習」とはそういうものです。

最初から能力のある人が最大限努力をして最高の栄誉を摑むというと、多くの人は「自分とは関係がない話」だと思いがちですが、英語の学習でも、英語が上手くなった人というのは、最初から能力のある人が最大限努力したわけではなくて、普通の赤ちゃんが周りで話される英語を聞いていて、突然話しだすのと同じで、普通の人が、話せない時期が長く続いた後で、突然できるようになっただけなのです。

人間は、突然変わるのです。

では、思ってもみない人が思ってもみない成績を収めるとき何が起こっているのか。

全員に共通していることの一つは、力が抜けているということです。

新人がいきなり大きな成果を出す「ビギナーズ・ラック」もよく知られています。ゲームのルールがよくわかっていなくて、今この場所この場面の重要性がわかっていない。だから気負わずにプレーができて、勝ち抜けてしまう。しかし続けていって、一つひとつの意味がわかってくると、それが重荷になって、慎重になり勝てなくなってしまう。初めてを楽しんで、天真爛漫にやっている人が、大変貌する可能性が高いのです。ビギナーズ・ラックは、「地道な努力＋天真爛漫」と言えるでしょう。

合理性を超えた根性論と精神論

ビギナーズ・ラック以外にも、ぱっとしなかった人が突然に化ける、こんな例があります。

私が小学生の頃から通っている寄席《よせ》でも、全く面白くなかった落語家が、突然大ウケするようになることがあります。

昭和を代表する名人と言われる六代目三遊亭圓生《さんゆうていえんしょう》さんですら、熟年になるまでぱっとせず、自分のスタイルについて悩んでいたと聞きます。

また立川談慶《たてかわだんけい》さんによれば、師匠の立川談志《だんし》さんは弟子へのムチャぶりがすさまじかったといいます。「おまえたちの仕事は、俺を快適にすることだ」と言って雑用をさせられ、しかもその指示は、「アレを持ってこい！」などと具体的な目的語もなく、正しいものを持ってこられなかったら、不快をあらわにされたそうです。

全く合理性がない指導のように聞こえますが、緊張と緩和は落語における笑いのセオリーであり、弟子をそんなふうに緊張させたのは、落語のセンスを体得させるためだったのではないか、と談慶さん自身は振り返っています。

今の時代ならばあり得ないと言われるでしょうが、ご本人たちだけの機微があり、実際、合理主義では割り切れないものが、人間が「変貌」するときには効いているのかもしれません。

今はビジネス書でも、AならばB、こうすれば成功できる、などと、あたかも人生には不思議が全く存在しないように、きっちりマニュアルとして書かれることが多いのですが、その通りにやって「化ける」ことなどあり得ないようにも感じます。

談慶さんの事例は、何らかの態度、精神性が、私たちの人生に作用することがある、と示しているのだと思います。

私たちは、ワーク・ライフ・バランスを考えよう、と物事をきっちり線引きするようになってきていますが、潜在能力を引き出すための方法論としては、一見奇妙なことが有効なケースが多いのです。

私が子供の頃には、スポ根ものが大流行していました。梶原一騎《かじわらいっき》さん原作のアニメ『巨人の星』は、合理的な練習を完全に超えてしまったスパルタ式だらけでした。

父親である一徹《いってつ》が飛雄馬《ひゅうま》の体につけた「大リーグボール養成ギプス」などは、今の時代には一笑に付されるでしょうが、合理性を超えた根性論、精神論によって引き出される人間の能力は、確かにあります。

永平寺の修行

その極端なケースが修行です。

修行は、私たち普通の人からすれば、不条理の塊です。

曹洞宗《そうとうしゅう》の大本山、永平寺での修行は、早朝3時半（冬は4時半）に起床することからはじまり、その後21時の就寝まで自由など全くないそうです。「なんでそんなに朝早く起きなければならないの?」「その理由は?」と普通なら言いたくなるものです。

永平寺で20年もの間修行していた南直哉《みなみじきさい》さんにうかがったことで、忘れられないことがあります。普通私たちは勉強すると、成績が上がる、偏差値が上がる、周囲から褒められる、というように、何か努力をすることが自分の評価に結びつくことを前提に動いています。しかし永平寺では、そこを全く無視するのだそうです。

どんなに修行していても、どんなにきちんと所作をやっても、どれだけ勤勉でも、老師に褒められることは一切ないのです。

いかに部下を褒めて育てるかなどということがよく議論されますが、永平寺の修行は、やらねばならないことがある、しかしそれをやったからといって何もない。それが入った人にはものすごくショックなのだと聞きました。

まさに無観客状態です。誰も見てくれていない。見てくれているとしたら仏様だけなのです。

今私たちは、すぐに評価を求めすぎるのかもしれません。

例えば、会社などで「これをやってみよう」と言ったら「これをやることが良いというエビデンスはあるのですか?」などと聞かれて物事が進展していかないことがあります。

そのような質問者の頭の中で想定されている、原因と結果の関係は、あまりにも短絡的なのです。人生の物事は、それほど原因と結果の関係が明らかでないのであって、何が起こるかわからないところが面白いのです。そういうことを徹底して教え込むのが、永平寺の修行なのでしょう。それが真実だから、永平寺の修行があるのです。

修行を耐えきった先にどこに行き着くのか、何が起こるのかはわからない。人間は大変身することがある。

オリンピックの金メダルも、エビデンスに基づいて、マニュアル通りに積み重ねて、取れるものではないでしょう。先に紹介した小出義男さんの指導も、立川談志さんのムチャぶりも、この意味で化けるための「修行」だったのです。

生き物はどこかで無理をしてきた

魚はかつてどうして陸に上がったのか。

魚はそんな意味など考えていなかったに違いありません。生き物はどこかで無理をしてきたものでした。今まで過ごしてきたように、海の中で暮らしていけばいいのに、合理性など何もない、変化を突然遂げてきました。

物理学者のリチャード・ファインマン（1918〜1988）といえば、量子電磁力学を完成させた天才ですが、ファインマンはＩＱが１２５しかなかったと言われています。

ＩＱは１００が平均で、１３０以上だと人口の上位２％と定義されて、高ＩＱ国際団体「メンサ」に入る資格が与えられます。ファインマンはＩＱから見ると、もちろん平均よ り高くはありましたが、メンサには入れなかったのです。

あるルールの枠組みの中で「すばらしく賢い」人と、そのルールの中ではたいしたことがないけれども「実はすごい」人とは別です。昔の人は「大愚《たいぐ》」という言葉を持っていました。ファインマンは大愚で、そういう人が大化けするのです。

ファインマンの自伝『ご冗談でしょう、ファインマンさん』（岩波現代文庫、上・下、２０００年）には、さまざまな面白いエピソードがあります。

第二次世界大戦中にマンハッタン計画として原子爆弾の開発にかかわるロスアラモス国立研究所にファインマンは所属していました。

しかし彼はその施設が機密性がどうのと厳しくて、出入りに無駄な時間がかかることなどに嫌気がさしてきて、金網の穴からこっそり入り、何食わぬ顔をして出て行くいたずらを思いつきます。

しばらくして、「あの人は一度も入らず、出て行くばっかりだ」と、警備員は驚くことになりました。セキュリティの穴をつき、その制度を無効にしてしまう、ルール破りをくり返す少年のような人でした。

大いなる愚かさと言えば、村上春樹《むらかみはるき》さんもそうかもしれません。

文学の専門家、出版社の人たちははじめ彼の文章を、「翻訳調だし、純文学のちゃんとした文体とは違う」と馬鹿にしていたところがありました。

しかしそれが村上さんの新しさだったわけで、英語に訳されるのに障壁がない彼の文章は、今世界中で愛読されています。

ある基準で見ると愚かに見える代表と言えば、ラグビーの始祖、ウィリアム・ウェブ・エリス（1806〜1872）です。

ラグビーはエリス少年が、フットボールの試合中興奮してボールを持って走りはじめてしまったのがはじまりだと言われています。今でもラグビーのワールドカップの優勝トロフィーは、彼を記念して「ウェブ・エリス・カップ」と呼ばれています。

魚が陸に上がるなんて、本当に馬鹿じゃないかと思うような振る舞いです。大愚でないと突破できない「次の次元」があるのです。

安田登さんによれば、能には、一日にどんな曲を何曲やったかという記録が残っていて、それを見ると、今の速度の2倍、3倍のスピードで演じていないと、とてもこなせない演目数だったといいます。

能が今のようなゆっくり動くスピードになったのは江戸時代からで、それまでの能は、おそらく現代のラップのような感じだったのではないかと安田さんは言っていました。

それを聞いて私は、観阿弥、世阿弥もまた、変人だったのではないかとますます興味が湧いてきました。能は最初から「伝統芸能」だったわけではなく、魚が陸に上がるように作られたのではないかと感じることができたのです。

自分で自分を裏切る経験値を積んでいく

みなさんは、どのくらい自分で自分を裏切る経験をしたことがあるでしょうか。

若い頃、楽器を練習していて、なかなか弾けるようにならなかったパッセージが、あるとき突然弾けるようになった、という経験があったなら、そのときにどれだけ解放された気持ちがしたかを思い出してみてください。

緊張すること、変わっていくこと、自分で自分を裏切ることは、恐ろしいように思うかもしれませんが、実は快感だったはずです。

昔私は、飲み会が苦手で、人とどうでもいい話をすることが嫌でした。本質的なことだけを語り合う、本当の仲間のようなものが欲しいと思っていたのです。

しかし今は、飲み会はむしろ積極的にやりたいし、どうでもいい話をすることがとても大事だと思っています。

二時間でも三時間でも、また一日中でも、いい加減な話だけをして、だらだら飲んでいることがあります。意識的な言葉で、激しく交わされる本音トークよりも、雑談の中で、忘れがたい出来事が起きてくることを知ったのです。

自分には無理だと思っていたことを、当たり前にやるようになるのが、人間です。人間はどんどん広がっていくもので、「私にはきっとできないだろう」という思い込みさえなければ、たいていのことはむしろできると考えたほうがいいのだと思います。

周囲の期待や声援が生み出す力

人間が本当に変化するときは、観客がいてもいなくても変わらないような状態になっている、というお話をしました。

しかしもちろん、競技場に何万人もの観客が入って、自分の味方をしてくれている、そのような歓声が、大きな力を出すきっかけになることはあるのでしょう。

戦うAさんとBさんの力が拮抗しているとき、そのバランスを崩すきっかけとして、声援が、精神に作用することはあり得ます。

1972年札幌オリンピックのスキージャンプ70メートル競技、今でいうノーマルヒルで、笠谷幸生《かさやゆきお》さん、金野昭次《こんのあきつぐ》さん、青地清二《あおちせいじ》さんが金、銀、銅とメダルを独占するという快挙がありました。

スキージャンプでメダルなど、日本人はそれまで一度も取ったことがなかったのに、彼らは全員が北海道出身で、地元で開かれるオリンピックであり、人気種目で、みんなから大きな期待をかけられている中で、本当にすごい成績を残したのです。

他にも、ヨーロッパのサッカーでよく言われるのは、ホームとアウェイとで、成績が全く違ってくるということです。

ホームでは、サポーターが多くて、本当に良いプレーができて、「この人がこんなゴールを決めてしまうの？」という奇跡もよく起こります。

一方、アウェイでは、スター選手まで「なんでそんなプレーしかできないの？」と非難されるようなプレーをしてしまうことがあるのです。

自分一人のためだと思ったら、人は一人分の力しか出ないものですが、百人のためだと思うと百人分の力が出ることがあります。だから、応援されると変わってくるのです。

「チャンピオン」という言葉はもともと、勝者というより、守護者という意味で使われていました。

古代ローマなどで戦争があったとき、全員対全員で戦うのは、互いにとって痛手が大きすぎるため、みんなの代表として出て行って戦う人が選ばれていました。その人をチャンピオンと呼んでいた。つまり、チャンピオンは、みんなの守護者だったわけです。

リヒャルト・ワーグナーのオペラ『ローエングリン』でも、チャンピオンが正しい意味で描かれています。

エルザ姫は、その国の王の後継者である弟を殺した疑いをかけられ、戦って自分の身の潔白を証明しなければならなくなります。

そのときに、エルザ姫自身が剣を使って戦うことは現実的ではないので、彼女の代わりに戦う人を募集して、その呼び声に応えるのがローエングリンという騎士なのです。つまりローエングリンは、エルザのチャンピオンということになります。

現代では、例えばサッカーの競技場において、観客のために、彼らの代表として戦っている選手たちがチャンピオンです。よくイギリスのサッカーでは、クイーンの「We are the champions」を観客が歌うのを聞きます。

この曲を、「俺たちは勝者だ」とおごりたかぶっている歌だと解する人がいるのですが、これはそうではなくて、「俺たちは君の代わりに戦ってくるよ」という歌なのです。観客は、選手たちに、「あなたたちは私たちの守護者なんだよ」と歌いかけているのです。

作詞・作曲したフレディ・マーキュリーはゲイでしたから、自分は性的少数者のための守護者になるという意味でこの歌を作ったのかもしれません。

そういう「人を守るぞ」という気持ちが、人が力を出すきっかけになることがあるのです。

大相撲では2020年春場所を終えて、朝乃山《あさのやま》関が、富山県出身力士としては111年ぶりに大関昇進を決めました。

富山の人は本当に喜んでいて、朝乃山関も、富山の人全体のチャンピオンとして戦っているところがあったのではないでしょうか。

声援が味方になるか敵になるか

今私は、紙一重の話をしているのですが、中にはチャンピオンとして数奇な運命をたどる人もいます。

マラソンの円谷幸吉《つぶらやこうきち》さんは、日本国民の代表として、1964年の東京オリンピックに出場し、国立競技場に二位で戻ってきて、最後にイギリスの選手に抜かれて銅メダルを獲得しました。

これは、このオリンピックでの陸上競技における日本唯一のメダルなのですが、その数年後、彼は自殺してしまいます。真面目な性格でがんばりすぎて、声援が重荷になってしまったのかもしれません。

みんなに応援してもらっている、みんなの代表であるという意識は、力にもなるけれど、悪いプレッシャーにもなり得ます。

このような意識は、最終兵器として、自分の無意識を整えるために使って、整ったならもう手放してしまうことが必要なのかもしれません。

これまで意識がなるべく介在しないで無意識に自由にやらせるのがいい、というお話をしてきました。

声援は、複雑なパラメータ調整のほんの最後の一押しとして使って、あとは忘れてしまっていい。そうでなければ、人はがちがちになってしまうのです。

また競泳などをテレビで見ていると、オリンピックの選手団で、自分の競技が終わっても、他の選手のことを応援している姿がよく見られます。

「チームのため」という考え方をしたときに一番力が出るのだと、選手が言うのを聞いたことがあります。人に応援されているときに、自分が応援を受け取る側だと思うとプレッシャーになるけれども、自分がチャンピオンとして人に力を与える側だと考えてみてはいかがでしょうか。

「この人たちから期待を受けている」というのではなく、「この人たちのために自分はやる」と考えれば、「勝たねばならない」のではなく、ただ「ベストを尽くせばよい」と少し気が楽になるはずです。

もらうのではなく、与える。義務ではなくて、ボランティア。だから無理はしなくていいし、できる範囲でやればいい。ベクトルの向きを変えることで、声援を、無意識を整えるためのパラメータ調整に使うことができるようになるのです。

そして、それもスタートラインに立つまでの話で、競技がはじまってしまえば、5万人がいても気にならない、何もかも忘れた無観客状態になっていいのです。

プレゼンという場であっても、観客のこの人たちにできる範囲で届けようと思ってのぞむと上手くいき、逆にこの人たちみんなに見られていると思うと、キツくなることがあるでしょう。完璧にやるというのではなく、あくまでも自分のベストを尽くす。できなかったら仕方がないし、忘れる。できることだけを楽しんでやればいいのです。

全力を尽くして負けると脳は学ぶ性質がある

準備もできることは全てやってきた、コンディションも最高で本番を迎えた。それでも、勝利の神様は微笑まないことがあります。

原因と結果の関係は、人間が想定できるほどに単純ではないからです。だから結果に囚われず、やれることをやったなら良しとするのがいいのではないでしょうか。

傷つくのが嫌で、そもそも努力をしないことを選んでしまう人が多いのですが、全力を尽くしたときには、実は学習は、勝ったときでも、負けたときでも起こります。

いつでも勝っている人、いつでも負けている人には、実際にはほとんど学習は起きていません。プラスとマイナスの両方があって初めて大きな学習信号になるのです。

失敗という結果は、「こういうふうにやるのはダメだったのか」「このままじゃダメだ」「何が必要なのだろう」と今まで使っていた脳の回路に呼びかけます。

努力をし尽くして負けると、脳の回路をたくさん使ってきたことで、その関与した脳の回路の全てにフィードバックが行くことになるので、大きな学びになります。それはある意味で快感であるはずです。

また全力を尽くすという経験ができた人は、他の問題が現れたときにも、全力でやるという態度が養われていることになります。

一方、中途半端な努力で負けると、あまりたくさんの脳の回路を使っていないので、フィードバックも行き渡らず、「最初から期待していないし」と原因を曖昧《あいまい》にし、いくらでも自分に言い訳ができることになります。失敗が怖いという気持ちはわかりますが、原因と結果の関係は本当に複雑で、単純ではないから面白いのです。

Aさんのほうがずっと才能があるようにみえたのに、Bさんが勝ってしまった、というように、絶対に決まっていることなど何もなく、どんな人だって大化けする可能性があります。徳勝龍関が番付がずっと上の人たちに勝ってしまうといったことがあるのです。

しかしそれには、本気になっていないと無理です。

本気を出しても仕方がない、という人が増えてきているようにみえますが、本気を出しても社会の中でそれを受け止められるだけの容《い》れ物がない、と多くの人が絶望しているのかもしれません。それはみんなで変えていかなければならないところです。

私たちがアスリートから学ぶべきことは、この本気でしょう。スポーツ競技で本気でないものはありません。オリンピックでは、ときどき、海のない国の人が、初めてプールで競技している姿などを見ることができます。雪の降らないジャマイカのボブスレー・チームの活躍を描いた映画『クール・ランニング』（1994年日本公開）も話題となりました。

たとえ最下位でも、人間が本気になっている姿は胸を打ちます。そして一番大事なことは、結果に関係なく、本気であれば脳は大きく成長するのです。

○第４章のキーポイント

緊張したとき、大成功するか大失敗してしまうか、両方の可能性があります。緊張は変化の機会に現れるものなので、それは仕方がないことなのです。

そしてそれは、どんな人も大変貌する可能性があるということを意味しています。原因と結果の関係は、自分が思うより複雑である。そのことを頭に入れて、緊張に向き合ってみてください。

何も変化していないようにみえても、地道な努力をしていれば脳の中は着実に変化していきます。結果はあるとき突然現れる。そのときに、神秘の力とも言われる、科学的にはまだ説明できない力を発揮するような、いわゆる「ビギナーズ・ラック」や「化ける」という現象が起こり得るのです。

今は「意識」に対する信頼がとても大きな時代です。見えるものだけが全てとされ、結果をすぐに求められる。それでは地道な脳の変化など起こしていられない。意識への妙な信頼のせいで、無意識が抑《おさ》えつけられ、潜在能力を発揮できずにいることは確かです。

このようなときに「不条理」を経験することは、無意識の解放という意味では、とても大事なことなのかもしれません。

第5章

変化を怖がらなくなるために

1　緊張に打ち勝つ脳の使い方

スポーツと勉強は同じように脳を使う

一般的に、スポーツができる人と勉強ができる人は別だというイメージが広がっているかもしれません。

しかし実際、スポーツをすることにも、全脳は使われています。

例えば、サッカーで仲間が今どのあたりを走っているか、対戦相手はどうしているか、時々刻々情報を読み込み、どこにボールを出すべきか判断をして、実際に的確にボールが出るように体の各所へ出力命令を出す。この意思決定には、脳の後ろ側に位置する視覚野《しかくや》から脳の前側に位置する運動野まで、脳全体が適切に働くことが重要で、選手たちは一秒一秒こんなに複雑なことをやり遂げているのです。

インプットがあってアウトプットをするという点で、スポーツも、机でやる勉強と同じか、もしくは一つの行動に厳しい勝敗がかかっているという点で、机でする勉強以上に脳を働かさなければできないものなのです。つまりスポーツができる人は頭が良いというのが、脳科学的な事実です。

最後に、一流のスポーツ選手から私たちまで、全ての人に役立つような、緊張の中でベストパフォーマンスを出せる秘訣をまとめておきましょう。

潜在能力の開発については、家で一人で本を読んでいるのが好き、という人なら、スポーツ選手のような一瞬一瞬の緊張を伴う意思決定能力を参考にするといいでしょうし、逆にスポーツ選手なら、その競技に直接かかわりのないような、読書で教養を身につけることが役に立つでしょう。誰かが必死でやっていることは全て自分にも役立つ。そんな気持ちで参考にしてみてください。

ルーティーンで無意識をセットアップする

ベストパフォーマンスが出しやすい「フロー」という状態は、時間を忘れるくらいに課題に没頭した状態だと述べました。

フローに入るように無意識の状態を最初にセットアップすることが必要で、一度入ってしまえば、脳に自動運転させると、作業がとてもはかどることになります。

2019年日本で開催されたラグビーワールドカップの準決勝で、世界ランキング1位のニュージーランドのオールブラックスと、世界ランキング2位のイングランドが対戦しました。

オールブラックスは、通常とは表情を一変させ相手を圧倒するダンス「ハカ」を、グラウンドでチーム一体となって踊ってから、戦いに挑むことで知られています。

しかし、実力からして世界一、あと一勝で決勝、相手は最大のライバルであるイングランド、というここ一番の試合で、オールブラックスは敗退してしまいました。

ラグビーはニュージーランドの国技と言っていいスポーツです。

国民にとって、オールブラックスの負けは世界の終わり。しかしどれだけ人気があって、どれだけ実力があっても、またチームの士気を高めるハカがあっても、このときは、選手たちの動きはどこかぎくしゃくしていて、無意識のところが完全に整っていないように見えました。

対してイングランドは、この日最初から最後まで集中して、相手に絶え間なく圧力をかけ続ける容赦のないプレーと賞賛されました。

オールブラックスは、イングランドに比べて、無意識のセットアップが足りていなかったのではないでしょうか。原因と結果の関係は本当に複雑で、無意識のセットアップが上手くいくかいかないか、これは本当に微妙な要因が作用するようです。

しかし、それでも私たちはどういうふうにセットアップしたらいいのでしょうか。どれだけ無意識を整えるように努力しても、必ず報われるというわけではないけれど、無意識を整えるのに良い方法をいくつか考えてみましょう。

無意識のセットアップ方法として、一番よく知られている方法は、ルーティーンです。オールブラックスも、試合前に必ずハカを踊ります。ハカを踊れば勝てるというわけではありませんが、あれは心をいつも同じ高まった状態に持っていくのに、脳科学的な見地からもとても有効です。

先に登場した元プロ野球選手のイチローさんのルーティーンもよく知られています。マリナーズ時代には、毎朝必ずカレーを食べていたと聞いています。

バッターボックスでのバットもいつも同じように構え、試合後には、どれだけチームのメンバーが盛り上がっていようと、必ず自分でグローブを磨く。イチローさんは試合よりも、試合に至るまでの準備を大事にしていたと言われています。

確かに試合は、相手との相性もあるし、何が起きるかわからないから、自分にできるのは準備だけなのです。イチローさんは、体の動きをいつも同じにすることによって、またいつも同じ行動を取ることによって、力を発揮するのに一番良い無意識のセットアップをしていたのです。

フランス映画『美しき諍い女《いさかいめ》』（1992年日本公開）では、ある画家が、絵を描きはじめる前に延々と絵の具を準備する場面が描かれています。長い準備を整えて、その画家は一つの絵に没頭していくのです。

スポーツでも創作でも、自分なりの段取りを決め、その通りに体を動かしていくことで、いつも同じ、一番良い心の状態にもっていきやすくなるところがあります。

ボルト選手が走る前に十字を切ることも、試合前にリラックスする自分の好きな音楽を聴いている選手が多いのも同じで、ジンクスを大事にすることは、無意識のセットアップの一つの方法論なのです。

私自身が一日のうちで大事にしているルーティーンは、10キロ走ることです。

どんなに仕事で行き詰まっても、どんなにツイッターが炎上しても、10キロ走ることで、気持ちが全く変わってきます。

作家の方では、午前中に仕事をして、午後はもうやらない、という人が多いようです。

例えば、本を書くことはとても時間がかかる仕事です。

長い期間仕事を続けなくてはならないので、フルマラソンを完走するのにペース配分を考えるのと同じで、仕事の時間配分をする。だから作家でも、芸術家でも、学者でも、仕事のルーティーンがはっきり決まってくる場合が多いのです。

哲学者イマニュエル・カントは、毎日規則正しい暮らしをしていて、決まった時間に散歩をしていたそうです。

あまりにもその時間や経路が正確だったために、彼の暮らしたドイツ・ケーニヒスベルクの街の人は、「カント先生が通ったから、お茶の時間ね」などと、彼を時計代わりにしていたといいます。

難しいことを乗り越えるときに、ルーティーンがあると、心を楽にしてくれます。それを着々とやっていけば、緊張の重苦しい時間が着々と過ぎていくのです。

意識と無意識が対話することで緊張を整える

他には無意識を整えるのに、どんなことが有効でしょうか。

脳には、体の末端から上がってくるボトムアップの情報プロセスと、意識が体に伝えようとするトップダウンの情報プロセスの両方があります。

ボトムアップのプロセスは、その日の調子とかスランプとか、自分にどうしても与えられてしまう条件のようなものです。他方、トップダウンのプロセスは、ボトムアップのその報告を聞いて、意識的にそれをコントロールしようとするプロセスです。

トップアスリートは、毎日意識が、自分の調子を無意識のほうに聞いて、その答えによって、その日どういう練習を自分に課すか決めているところがあります。無意識の答えによっては、練習を早めに切り上げることもあるようです。

私はアスリートではありませんが、毎日10キロを走る身として、そう決めてはいるものの、その日の気温などの条件、体調によって、今日は暑いから早朝に5キロ、夕方5キロにしてみよう、とか、今日はこれだけの仕事をどうしても終わらせなければならないから、10キロ走る時間がとれないけれど、全く走れないよりましだから3キロでもいいから走ってこよう、とか、意識が無意識と対話をしています。

無意識を良い状態にセットアップするのには、普段から意識と無意識とがよく対話していることが大切です。自分の無意識がどういう性質を持っていて、どういうことを課すとどういう反応をするのか、確かめていくことで、無意識を上手く整えることができるようになっていくのです。

先の「ルーティーン」というのも、意識が無意識と対話していった結果、自分は毎日このメニューでいくのがいいと、決まっていったはずです。実際、自分と対話ができる能力がある人は、優れた成績を残すことが多い。

私は、さまざまな人に相談を受ける機会があるのですが、自分の無意識を把握できていない人、無意識の言いなりになっている人、そして逆に、意識が無意識を抑え込もうとしている人というように、無意識と意識とがしっかり対話ができていない人が多いと感じます。

例えば「こうあるべし」という意識が強すぎて、体のほうが「いや、それは無理でしょう」と言っているのに、それでも続けて、体に無理が溜まって体調を崩してしまう。結局成し遂げられない、という人がいます。

また体に好き放題させるだけで意志がなく、どこにも向かっていくことができないような人がいます。

どうしても何か成し遂げるためには、意識が「あっちのほうへ向かおう」「これを成し遂げよう」と方向を指し示さねばなりません。

しかし全く無意識の意見を聞かないで、「こうあるべし」とだけ言っていても叶《かな》うことではありません。また「こうあるべし」という思いの強すぎる人は、自分の無意識だけではなく、それを他人にも押しつける傾向があります。

よく親が子供に「こうしなさい」「ああしなさい」と言っていて、子供の様子を本当に見ていたらそれは無理だとわかるのに、させ続けて、子供の成長を止めてしまっている場面を見ます。

また会社の上司が部下に、部下の状況や体調を無視した命令を出し続けて、結局チームワークが上手くいかなくなって、仕事の効率が上がらない、ということもあります。

トップアスリートは、いくらメダルを取るために全速力で走ろうと決めても、部下である自分の体がそう簡単には言うことを聞いてくれない、と身に染みてわかっている人たちです。だからムチャなことは言わないで、対話を重ねて、無意識を整えていくのです。

やる気は有限な脳の資源である

意識と無意識が協調している人は、優れたパフォーマンスを自然体で、無理なく発揮していくようになります。

分離してしまっている人は、できないことをできるという目標を立ててしまったり、他人に対して過大な要求をすることになってしまったりしがちです。

他人の意識は、自分にはなかなか把握できないし、コントロールできないものなので、自分の無意識ととてもよく似た存在です。だから自分の中で意識と無意識との対話を普段からできている人は、対人関係においても無理をせず、よく周りを見て、さまざまな目標を立てることができる人になります。そのため、対人関係における緊張も少なくなっていくのです。

第3章でお話ししたフローの定義［前出／図4・5］も同じで、自分（や他人）の技術がよく見えていないと、自分（や他人）が楽しんで取り組める目標を、設定することができません。

このことは、競馬調教師の藤澤和雄《ふじさわかずお》さんが、私が『プロフェッショナル 仕事の流儀』のキャスターをしていた頃にいらして、教えてくださいました。面白いことに、調教の一つの方法論として、速い馬と遅い馬を一緒に走らせることがあるそうです。

馬は相手に合わせて走る性質があって、一緒に走ると、速い馬は少し抑えて走るようになり、遅い馬は速い馬に少し引っ張られて、自分の実力より速く走るようになる。もちろん、そうすることで遅い馬の実力が伸びていくことはいいことです。

しかし意外なことに、速い馬にとっても、自分の実力を少し抑えて走ることが、やる気を消耗しないで、競技を続けていく良い方法になるらしいのです。

やる気は有限の資源です。

受験であまりにもエネルギーを使いすぎた子供が、燃え尽き症候群となって、せっかく入った大学で勉強をしなくなってしまうという例があります。

人間は意外と、のんびりと遊んでしまった後にはっとして、「やらなくちゃ！」と本気になるもので、そこを含めて自分で自分を調教できるようになることが大切です。

例えば、自分よりも勉強ができない友達と勉強をしてみることはいいことです。よく、エリート主義で、自分よりも能力が下とみるとかかわらなくなり、上の人とばかり付き合っているのがいいと思っている人がいますが、それだとエネルギー切れする原因になったり、人間観が深まっていかなかったり、自分と他人を悪い意味で緊張させることになってしまったりします。一緒にやれば、勉強ができない人ができるようになっていき、勉強ができる人も、自分と同じような能力の人たちとぎちぎちの競争をしなくていいことで、自信がついて生き生きとしてくるのです。

自分よりも仕事のできない人と、パートナーを組んでやってみる。時間がかかって、面倒だと最初感じるかもしれませんが、本当は心にゆとりもでるし、全体のためにもプラスです。実際、良いものができるときは、多様な能力の人が、それぞれの能力を発揮してかかわったときなのです。

考えてみると、マラソンの「ペースメーカー」は面白い存在です。英語圏では「ラビット」とも言われています。もともと犬たちのレースで、ウサギがゲートが開いて出てくる、それを追いかける。ウサギは途中で抜けるけれども、犬だけのレースよりも、犬たちのやる気をウサギがアウトソーシングしてくれるというところから、はじまったようです。

人間のレースにおけるペースメーカーは、1954年が最初で、1マイル（約1・6キロ）を4分間内で走ることがまだ難しかった時代に、それを達成するために導入されました。

面白いことに、2000年のベルリンマラソンで一度、ペースメーカーのサイモン・ビウォットさんが途中で抜けずに優勝してしまったことがあります。また2003年のベルリンマラソンでは、ケニアのポール・テルガトさんが世界新記録を出しましたが、その一秒後にそのときのペースメーカーのサミー・コリルさんがゴールしています。コリルさんはテルガトさんを途中で抜かそうとしていて、つまり、ペースメーカーが世界新記録を作らせているところがあるのです。

力を抜ける存在はどうしても必要です。

違う力を持つ人同士が出会ったときに、思ってもみないことが起こる。いろいろな存在と対話してみることが人間の能力開発には必要なのです。

「この栄養が足りていない」と気がつく

ときに、自分をゆるめることはとても大事です。

優れたアスリートほど、自分のゆるめ方を知っています。

私のようなランナーでさえ、フルマラソンを走るときには、途中であまりやる気を出さないように気をつけているのです。最初に飛ばしすぎると、最後まで足がもたないだけでなく、やる気も続かなくなってしまうので、30キロ地点くらいまで、ぼけっと走っていって、最後の最後にやる気を使うようにしています。

緊張も同じで、ずっと緊張し続けていると、もたなくなってしまいます。

最近、新型コロナウイルスのニュースで緊張することが続いていて、ちょっと心のバランスが崩れたように感じて、私はお風呂に入るときに、夏目漱石の『三四郎』を読むことに決めました。

『三四郎』は圧倒的な名作で、お風呂の中ですから、一日に10ページとか20ページとか少ないページ数しか読めませんが、それを読んでいる時間帯は、次々に状況が変化していく新型コロナウイルスとは無縁で、質の異なる時間です。

これも無意識との対話ということになるのですが、自分の今このときの生活ぶりから言うと、「この栄養が足りていない」と気がついて、それを積極的に補うことは、悪い緊張から解放され、人生の質を高めていくために必要なことです。植物に水をやるように、自分の心に栄養を与えることが、どんな状況でも集中力を維持する秘訣なのです。

空気を読まない、忖度しすぎない

日本は同化圧力が強い国で、他人と違う振る舞いをしたときにはペナルティがある、と多くの人が無意識のうちに気をつけているところがあります。

私自身、若い頃には、同化圧力をとても気にしていた時期がありました。そういう時期にはよく緊張していたことを覚えています。

「こんなことを言って仲間はずれにされたらどうしよう」「この発表で人から馬鹿だと思われたらどうしよう」と、ことあるごとに心配していました。

しかし、経験を積んだからか、あるときふと「人からどう見られてもいいや」と割り切ることができるようになり、それからは緊張することが少なくなっていきました。

「人からどう見られているか」は不良設定問題です。

不良設定問題とは、設定の仕方が悪く、絶対に解けない問題のことをいいます。

家族や、恋人、親友という、仲の良い人と一緒にいるときは、「自分がわかってもらえている」という感じがして、安心していられるかもしれません。

しかしこういう人たちが、今この瞬間に自分のことをどう思っているかは、本当のところはわからないものです。

だからこそ、恋人同士でも「私のこと好き?」と折に触れて確かめ合ったりするわけで、どんなに仲が良くても、相手の頭の中はのぞけない。相手のことを思って言わないでいることもたくさんあって、言葉で伝えることと思っていることとが、完全に一致しているとは限りません。

それならば、特別に親しいわけではない友人、知り合い、あるいは今自分のプレゼンを聴いている初めて会ったばかりの聴衆が、自分のことをどう思っているかなど、なおさらわかりません。

せっかくのプレゼンに対して、自分の思ってもみない反応をされて、傷つくことがあるかもしれませんが、その一言を、相手がどのような気持ちで言ったのか知ることはまた至難の業《わざ》なのです。

「どう見られているかを気にする」ということには、決して解けない問題にエネルギーを費やしてしまうところがあります。

私たちは、自分自身を知るのに、他人の反応を参考にしています。自分の顔を、自分では直接見られないから、鏡を使って確かめるように、自分の個性や能力も、自分で見るのは難しいから、他人と比べて、また他人からのフィードバックを参考にして、徐々に理解していきます。だから他人を気にすることはとても大事なのだけれども、どう思っているかは本当にはわからないのだから、自分の価値について最後のところはやはり、自分で決めなければならないのだと思います。自分にわからない、コントロールできないことは、それにこだわるよりも手放してしまいましょう。

空気を読まないことで緊張を克服する

オリンピックの競技の中にも、「どう見られているかを気にする」競技はあります。例えば、フィギュアスケートや体操、シンクロナイズドスイミング。演技の美しさによって採点が変わる競技が特にそうです。

また一見、美しさに関係ないように見えるサッカーでも、ＰＫの場面など、観客に見られていることがプレッシャーになる場面があります。

しかしこれらの競技で本番の最中に、観客の目を気にして、雰囲気に呑み込まれてしまったら、最高のパフォーマンスはできないでしょう。

もちろん、スポーツ以外でも同じことが言えます。大勢の観衆の目の前で、最高のパフォーマンスを見せる、というもう一つの代表は演劇ですが、演劇論では、普段よりも自分を良く見せようとすると失敗することが多い、と知られています。

周りと自分とを切り離して自然体でいる、あえて「空気を読まないこと」が、一つの緊張克服の方法になるのです。

「らしさ」に囚われない生き方

小学校のときを思い出してみてください。

周りを見渡すと、「この人はなんて絵が上手いんだ」とか「この人はなんて走るのが速いんだ」とか「この人はなんて面白いことを言うんだ」とか、みんながそれぞれ違うところで自分よりも優れているのを、生で感じていた気がしないでしょうか。

あのときは多様な世界を感じていたのに、いつのまにか「自分は非正規だし」「自分はこの会社だし」とまるで社会での上下が固定化されているかのように、一つの軸だけで他人と自分とを見比べるようになってしまいます。

小学校のときは、今で言うFランク大学に行く人も、東大に行く人も区別をしないで、人を生で見ていました。それなのに大人になると「東大に行ったこと」を自分の誇りにして差別するような人が出てきます。

「自分らしさ」という言葉も、本当に自分のやりたいことをやっている状態を指すのではなく、世間での価値を指す言葉になっていて、「こうでなければならない」という呪いとして、全く成長につながらない、悪い緊張を生んでいるのです。

「自分らしさ」は、自分が人生の中で作りあげていったものや、自分の本当に深い部分を指す言葉であるはずです。それなのに、社会のほうから強制されて出来上がった思い込みである場合が多いのです。

「部長らしさ」「母親らしさ」「男らしさ」と言いますが、本当は人はそれだけでは尽きないもので、固定されたままではいられないものでしょう。「父親」という役割をすることはいいけれど、パートナーからもその役割だけを求められたりすると、苦しくなってしまいます。

通常、脳は複数の文脈をフレキシブルに切り替えて、その場その場で対応しています。会社にいるときと、家にいるときの自分は違っていて、誰と会うか、どんな状況かで、全く反応を変えています。

「プレゼンは不安だけれども、部下の前だから、緊張していることを見せないようにしよう」とがんばっている人が、パートナーの前にいるとほっとして、弱い自分を出すようなことだってあるのです。

人は、わからないものです。なのに、私たちはそのことを忘れているのです。

全人格を養う

メダルや昇進、試験の合格。そのために、努力することは尊いことです。

しかし一方で全ては相対的だということも事実です。メダルが取れた人も取れなかった人も、昇進した人もしなかった人も、その学校に受かった人も受からなかった人も、長い人生で全てを比べたら、どちらのほうが上ということは簡単には言えません。一つの要因では、人生は決まらないのです。

子供には、社会的価値はわかりません。

親が課長から部長になることの意味がわからない。親のもっと全人格的なものを子供は見ています。その意味で子供が人を見る目のほうが、大人が人を見る目よりも立派なのです。

私が中学校や高校での講演会に呼ばれたときに、どんな学校なのだろうと、事前に学校名をネットで検索すると、まず偏差値が出てくることに驚きます。

いまだにそんなものが大事にされていることがショックなのですが、一方で、実際にその学校に行ってみて生徒たちから受ける知的レベルの印象と偏差値とが、全く関係しなくなってきたことは面白いことです。「ここの生徒さんの質問は、なんだか全体的に骨があるな」と感じる学校が、偏差値が高いとは限りません。

例えば高校にしても、一般的な公立や私立校だけではなく、今では国際バカロレア認定の探求学習や論理的思考、コミュニケーション能力を磨くための高校が全国にあります。

国際バカロレアとは、１９６８年にスイス・ジュネーブで設立された非営利組織・国際バカロレア機構が認定する教育プログラムです。

独自のカリキュラムに沿った授業を受け、試験に合格するとディプロマ（認定証書）が与えられます。このディプロマが、世界的には非常に価値がある資格になっており、アメリカのハーバード大学やイギリスのオックスフォード大学、ケンブリッジ大学などが、入学資格として認めています。つまり、偏差値とは別の基準が日本にも根付いてきているのです。

少し前には『ビリギャル』（２０１５年公開）などのように、偏差値が30台だった生徒が、慶應大学に受かったというような物語が注目されて、偏差値が30から70になったことが価値であるとされていました。がんばって勉強したことはもちろん尊いことですが、「偏差値」などは、人間の価値を一元化してしまう魔物だと言えます。そのような基準に頼らずに、人間を見る方法があるのではないでしょうか。

ハービー・山口さんは、イギリスのミュージシャンのボーイ・ジョージさんや、ロックバンドのデュラン・デュラン、U2のボーカルのボノさんらを撮ってきた伝説のフォトグラファーです。

ボノさんを撮ると決まったとき、ハービーさんはとても緊張したと言っていました。しかしボノさんは、撮影の日、突然ハービーさんに30分くらい質問をしてきたのだそうです。なぜ日本人なのにイギリスにいるのか、あなたはどういう人なのか、今までどんな作品を撮ってきたのか。その上で、「君がどんな人なのかわかった、今日は一日、君のための時間だからどんな写真でも撮っていいよ」と言ってくれたそうです。

そういう関係になって撮る写真と、「U2のボノだ！」「今シャッターを押していいかな」とこわごわと撮る写真とでは、全く違ってくるでしょう。「この場面は重要だ」「この人はスゴい人だ」と思うと、人間は悪い緊張をしてしまうから、良いものが作れなくなってしまいます。

社会的価値から無縁な子供のように、全人格的に友達になってじゃれあっているときに最高のものができると、ボノさんは知っていたのです。

2　人間は変わることができる才能を持っている

努力は自分が楽しむために

今私たちが問われているのは、お墨付きを必要としない生き方ができるかどうかです。日本人は、「世界」（＝欧米列強）に認められたい」という気持ちを近代化のはじまった明治から持ち続けてきました。

幕末から万国博覧会に参加しはじめて、日本の芸妓、伝統工芸、芸術などが世界の関心を集め、「ジャポニスム」としてヨーロッパの芸術家の間でブームになったことなどで、自分たちの存在確認をしてきました。

「これからは自分たちも世界と対等にやっていかなければならない」と意気込んで、まるで世界が認めてくれなければ、自分たちには存在価値がないかのように、その評価にへつらってきたところがあります。

ノーベル賞という賞一つでも、日本のメディアは、日本人が取るかどうかだけに興味を持っていて、なぜその研究がすばらしいのか、内容を伝えることに力を割《さ》いていません。

日本人が取ったということだけで沸き返っていて、どの国の人が取ろうと、その研究が私たちの生活にどのような影響を与える可能性があるのか、自分の言葉で感動を持って伝えていないから、「もっと研究について知りたい」「研究って面白い、自分もやってみたい」と思う若い人たちがなかなか育ってこないのです。

日本人は、世界でも稀に見るオリンピック好きな国民だと言われています。ある選手がメダルを取るかどうかが、国民の期待を背負った一大事となり、「期待に応えられるようにがんばります」と記者会見を開いています。

一方、ジャマイカのボルト選手は、「自分が楽しむためにオリンピックに出る」と言い切ります。海外の選手には、「国のために戦う」などという発想自体持っていない選手も多いのです。

自分という「個」がどれくらい確立しているかと、緊張から解き放たれて本番で自分の持つ全ての力を出し切れるかどうかは、関係しているのだと思います。

ボルト選手は、自分の走りの中で、今どういう課題があって、それにどう取り組めば克服できるのか、追求して一つひとつクリアしていくこと自体が楽しいのでしょう。その追求の中で、たまたまオリンピックという国際大会があるにすぎません。

自分で目標を立てて、それに楽しみながら長い時間取り組むことで、潜在能力が開花していきます。みんなの言う通りに、怒られないように行動して、その規律に一番よく従うことができるとメダルがもらえる。そのような生き方では、自分の潜在能力を全く使わない生き方になってしまうかもしれません。

国のため、会社のため、親のために、がんばってきた、というのではなく、自分が得意なことで、今の自分の課題を見つけて、それを少しずつ克服するということ自体を楽しんできたら、結果として賞が取れた（別に賞は取れなくてもずっと楽しかった）、という人が増えるといいなと私は思うのです。

自分の中の安全基地を持っておく

「誰かに認めて欲しい」という承認欲求は、幼少期にはどうしても必要なものです。

親や周りの人たちに、無条件でかわいがられ、抱きしめられ、存在の根底を認めてもらうことは必要だからです。

頭が良いか悪いか、見た目が良いか悪いか、そんなことはどうでもよく、何があってもなくてもあなたの存在は大事なのだと、親や親に代わる人たちの「私のかわいい子」という抱擁が、それを教えてくれます。

自分には無条件に価値があるのだと、そうして体に教え込まれることで、自分のことが大切にできるようになるし、他人のことも同様に大事にできるようになるのです。

また自分のことをいつもよく見てくれていて、何かあったら気がついて、すぐに助けてくれる大人が側にいるとわかっていると、子供は冒険好きになります。帰れるところがあるから、一度も触ったことのないおもちゃで遊んだり、少し遠くまで歩いてみたり、本人にとって新しい挑戦をしたがるのです。

子供に絶対の安心感を与え、新しい物事を探索する力を与えてくれる存在を、心理学や脳科学では「安全基地」と呼びます。

安全基地は必ずしも、親でなくてもいい。親に代わる人が誰か一人でもいると、子供はのびのび挑戦できるようになるのです。

これは大人でも同じであることがわかっています。安全基地があると、のびのびと冒険ができる。だから良い仲間を持つ、というのは、私たちの挑戦を支えてくれる一つの大事な要素なのだと思います。

しかし大人は、行動範囲が広がっているので、自分に注意を注いでくれる他者とずっと一緒にいることは不可能です。

大人の場合、誰かにかわいがられてきた記憶や良い友人に巡り会えたという事実、自分がどれほどたくさんの学びをしてきたかという記憶が、「これらが自分にはあるから大丈夫」と、安全基地になることがわかっています。冒険をするのに、ずっと他人に見ていてもらう必要はないのです。

他者から独立して、自分で自分を律して行動を決定するようにシフトしていくのが成長です。他者からの独立は、自然のことだし、そうしてよいことです。

世間の価値観を大事にして、学校を卒業してまで偏差値にこだわる人、有名人の誰と飲んだだとか、誰を知っているということで自分を支えている人、また自分のことだけではなく、パートナーがこんな会社で働いている、子供がこんな学校に通っているということでマウンティングしてくる人がいます。

そういう人は自分の価値観を確立できていないのかもしれません。

そして、そういう人は、能力がないのではなくて、人と違うことをすること、自分の価値観を確立することを、恐れているだけなのです。自分の興味をおろそかにしてしまうので自信がなくなってしまい、ますます他人を頼ったり、他者と比較することだけで自分を確かめたりするのでしょう。

今は、世界が広くなりました。

例えば、近くにいる人たちと意見が合わなくなってしまっても、ツイッターやインスタグラムなどのSNSで自分の考えを発表して、多様な他者からフィードバックをもらうことができます。遠くに、自分と考えの合う仲間を見つけることができるのです。周りの人の反応を気にせず、自分で興味のあることをやってみて、その経験を次の挑戦の安全基地にしていきませんか。

私の尊敬する映画監督の小津安二郎《おづやすじろう》さんは、「どうでもいいことは流行に従い、重大なことは道徳に従い、芸術のことは自分に従う」という言葉を残しています。

どうしても譲れないところだけは、譲らないでやってみることが良いと私も思うのです。

多様な価値観を持ってみる

私は、自分が少数派として生きることに慣れてしまいました。

小学生のときから、大多数の人と意見が違うことが多いと感じて、自分が人からズレていることを前提として生きてきました。

話が通じないと思うことがよくあります。

私がユーチューブでコメディに挑戦したり、科学番組を作ったりしていると、「面白くない」「そんなことをしてもどうせ視聴数は多くないじゃないか」とわざわざ言ってくる人もいます。

私自身もっと面白いものができたらいいなと思っていて、自分に足りないところもよくわかっているので、次はもう少し上手くできるようにと考えています。最初から完璧なものは作れるはずがないから、面白くなくてもいいじゃないか、と思うのです。

承認欲求はあるけれど、自分の価値観がない。そのほうが困るのではないでしょうか。他人は認めてくれなくても、自分の作りたいものがあるというほうが、楽に生きられます。では、そのような自分の価値観はどう作ることができるのか。価値観は、多様性から作られます。だから普段から、ありとあらゆることについて人と語り合うことが大事です。

例えば、大企業と中小企業どちらがいいのか。正社員と非正規社員どちらがいいのか。こんなことでさえ、あまり語り合われていません。

私の知人には、芸術家として、作品を作り続けていきたいけれど、自分の作品はメジャーになるようなものではないから、芸術作品だけで稼いでいくのは難しい。だから非正規社員として期間を区切ってお金を稼いで、作品を作ることに使っていきたい、という人がいます。

その人にとって、大企業で正社員になることは意味がありません。つまり正規と非正規どちらがいいかは自明ではなく、人生の目標によってどちらがいいかが変わってくるのです。正規と非正規の、どちらの人のほうが能力が高いかも、全く自明ではありません。いろいろな人がいるのに、語り合うことが少ないから、暗黙の了解として、正社員のほうが非正規社員よりも能力が高いように思い込んで、差別している人がいます。

語り合わない社会は、画一的になりやすいのです。

語り合わないと、自分の価値観を見直す機会が得られないからです。たくさんの人とさまざまなテーマについて語って、「こんな人がいるのだな」と知ることが大事なのです。

映画を観ても小説を読んでも、こういうところが面白くて、こういうところは自分には違和感が感じられた、ともっと話し合ってみればいい。日本人はやさしいところがあって、どんな映画を公開しても「泣けた！」「感動した！」の一点張りになってしまいがちなのですが、もっと細かく自分の感じ方を言語化して、他の人の感じ方との違いを味わってみることで、大事な価値観が育まれていきます。

人と豊かな会話をする

日本人は、自分の価値観を語らない。それは悪く言えば、批評精神に欠けるということです。

批評精神というと、大きな誤解があります。論理を駆使して相手を攻撃することだと思っている人が多いようですが、そうではなくて、自分の感覚を信じて物事を言うというのが批評精神です。

誰とも違う、自分だって他の人と仲良くしたいけれど、どうしてもこう感じてしまうという自分があって、それを素直に言う。それはある出来事なり、対象について、「自分はこう思うのだけれども、本当はどうなのだろう」と自分の存在を賭けて真実を問う言葉です。

本気の言葉だから的外れだったらどうしようと怖いし、反論されたら痛い。傷つく可能性があるけれども、他人も同じようにある出来事なり、対象について、自分の感じていることを話してくれているわけなので、意見は合わなくても、「そういう見方があるんだ」と自分と相手に発見をもたらす可能性があります。

自分の感覚に素直に、丁寧に伝える言葉は、相手を攻撃するためではなく、相手に問うて、一緒に成長する言葉になるのです。

私自身、欧米の人と会話をしていて、とても驚くことがありました。日本ではノーベル賞はまるで天から下されたありがたい贈り物であるかのようにニュースになりますが、私の友人はノーベル賞についてこう言ったのです。「ノーベル賞は最も成功しているビジネスモデルだ」

世界中に、文学賞、数学賞、音楽賞とたくさんの有名な賞がありますが、中でもノーベル賞は、ダイナマイトを発明したアルフレッド・ノーベル（1833〜1896）の遺言で1901年からはじまった賞で、もう100年以上続いているわけです。

ダイナマイトは人類に数々の大いなる災いをもたらしてきました。

その反省により、ノーベルは自分が築いた遺産の毎年の利子を、人々の役に立つ研究をした人に分けることを思いつき、今でもそれが続いています。莫大な資産の運用として、これほど毎年世界中の人の興味を惹きつけ、成功するやり方は珍しいと彼は言うのです。

例えば、ノーベル賞の審査員は、今がどういう時代か正確にメタ認知して、どういう人に「平和賞」を出すのが最適なのかを決めています。この賞をその人に今出すと、世界中にどういう影響が出て、どういう新しい動きが生まれてくるのか、どっちの方向へ世界を向かわせたいかまで読んで、受賞者を決めるから、インパクトの大きい賞であり続けている。もともと権威ある賞だったわけではなくて、自分たちで考えて賞を出すことで世界を実際に動かして、価値ある権威を作りあげてきたのです。

「ノーベル賞はビジネスモデルだ」という言葉は、権威は人から与えられるものでなく、自分たちで作るものだという価値観の存在を私に教えてくれました。

人と話すことは、自分と相手の「頭という道具箱」の中に、道具を増やすことなのです。

道具箱の中の道具を増やす

道具箱に道具が一つしかない人は緊張します。

それがどのようなことかと言えば、「この大学しかない」「この企業しかない」と思って受験や面接をすると激しく緊張するということです。

しかし道具箱に道具がたくさんある人は、「この大学に入りたいと思ってとりあえず本当にがんばってみるけれど、別に失敗したからって、もしかしたら他の大学にも良い先生はいるのかもしれない。それに大学に行かなくても成功した人はいっぱいいるのだし、よく考えて他の道を探せばいい」と余裕を持てるのです。

「美術大学（または音楽大学）に行かないと、芸術家になれない」と思い込んでいる人は、東京藝術大学のように何浪もするのが普通だと言われている大学の受験に必死になることでしょう。しかし実際には20世紀最大の画家の一人フランシス・ベーコン（１９０９〜１９９２）は独学で、美術大学には行っていない、ということを知っていれば、受験に落ちても芸術家になる道を探れるでしょう。

そして事実、努力するのはいいことですが、落ちても他の道もあると思っている人のほうが、案外受かったりするものなのです。いい感じで力が抜けているからベストパフォーマンスが出せるのです。

２０１９年ラグビーワールドカップの日本代表だった福岡堅樹《ふくおかけんき》さんは、２０２０年東京オリンピックに出場した後は医学部に行くと言っていました。ですが、新型コロナウイルスでオリンピックが延期され、開催の見込みが立たない中、オリンピックを断念して、医学部の受験に邁進《まいしん》すると決めました。人生に対する強靭《きょうじん》さは、道具箱の中に道具がいくつ入っているかで変わるのだと、彼の柔軟性に私は感動しました。

やりたいことをたくさん持つ

中田《なかた》英寿《ひでとし》さんもサッカーの一流選手でしたが、他にたくさんやりたいことをお持ちです。

たまたまそのとき好きだったからサッカーを楽しくやっていたらプロになったけれども、海外のプロチームに移籍してみたら、日本文化を海外に発信することに興味を持ったから、今はそれに熱中しているといいます。道具がたくさんある人は、変な緊張をしにくいから、国際試合できちっと実力を出すこともできるし、柔軟に他の仕事へ移っていくこともできるのです。

音楽家でも同じです。

子供の頃から音楽だけをやってきたというよりも、意外といろいろなことをやって、最後にたどり着いたのが音楽です、という人が海外の演奏家の中には多いものです。そのほうが、音楽性が豊かになることがあるのです。

自分のやりたいことを、やりたい時期にちゃんとやって、好きなことを諦めなかった人は、ときに紆余《うよ》曲折《きょくせつ》の人生を歩みますが、その全てが最後に選んだ仕事に活きてくることがあります。たくさんの川が徐々に集まってきて大きな川の流れになるように、自分の天職には、だいぶ後になってからたどり着けるのです。

哲学者のルートヴィヒ・ヴィトゲンシュタイン（1889～1951）にはこんな話があります。

彼は若い頃、哲学者になるかエンジニアになるか悩んでいて、自分ではわからないので、師匠のバートランド・ラッセル（1872〜1970）のところに、自分の哲学的考えをまとめた論文を持って行きました。

「これを読んでください。私には哲学の才能がありますか。これでダメなら、プロペラの設計をすることにします」と読んで欲しいと頼んだのです。それでラッセルが次の日「君、プロペラの設計はやめたまえ」と言ったため、彼は哲学の道に進むことになりました。

彼はその後も哲学をいったんやめて、小学校の教師になったり、建築家になったり、紆余曲折の人生を歩みますが、彼の書いた『論理哲学論考』は、これまでの哲学本のどれとも違った極めてユニークなもので、今日まで哲学界のみならず、多くの人々に影響を与えてきました。しかしラッセルがあの日ああ言っていなかったら、彼はプロペラの設計をしていたのです。

「いろいろな興味があるのだけれども、今は〇〇に興味があるからやってみる」という人のほうが、「〇〇が命です」という人より伸びるところがある。

やりたいことはたくさんあってはいけないというのは嘘です。逆に自分のやりたいことを実際にやってみて、合う合わないを自分で感じて、合わなければやめて、次に進んでいくという段階を踏んで、自分の価値観は形成されていくのではないでしょうか。

自分の持っている道具を活かし合う

生きるのは楽しいことであり、楽しんでいると、潜在能力が開発されていく。そんな関係がありそうです。

そもそも「フロー」という概念を提唱したチクセントミハイは、彼の友人だった画家を見ていてこの概念を思いつきました。

戦時中、どんなに苦しい生活をしていても、なぜか楽しそうにしている人たちがいる。その画家はそんな一人で、全く作品が売れないのにもかかわらず、何日間でも集中して楽しそうに絵を描き続けていました。

何か報酬がもらえるからその課題に取り組むのではなく、また自分に才能があるからその課題に取り組むのでもなく、どんなに環境が悪くても才能がなくても、その課題自体が楽しくて、その課題と一体化したように没頭できる。そのような人たちは、幸せでいられるのだということを発見したのです。

外的な条件がどういうものであれ、自分の興味に集中することは楽しさを生み出します。

戦前の1928年アムステルダムオリンピックの三段跳びで金メダルを取った織田幹雄《おだみきお》さん（1905〜1998）も、競技すること自体が目的になるときに一番良い結果が出るとおっしゃっていました。メダルが目的なのではなく、自分がこうやって体を動かすこと自体が一番楽しいのだ、と言える人が強い。

フローに入ることは難しいと思うかもしれません。しかし、悪い緊張を生み出す、全ての外的な条件やしがらみを、まさに「フロ」に入るように脱ぎ去ってみればいいだけです。難しいと感じる人は、魂の探索をしてみてください。「社会的立場」「社会的名誉」など余分な服を身にまとい、自分が「楽しい」と思えることを忘れてしまっているかもしれません。

子供の頃を思い出してみてください。全ての子供は夢中になって遊び、フローを経験しています。大人になっても、やることはそんなに変わりません。最近ベンチャーなどで大きく成功している人は、仕事は遊びだと思っている人ではないでしょうか。仕事と遊びの境目がない人が増えてきていることはすばらしいことです。

私は、自分たちを悪い緊張から解き放っていくためには、個人主義を大事にしてきた諸外国を参考にして、学ぶことが必要だと考えています。日本が悪いと言っているわけではなく、もちろん諸外国も日本から学ぶべきことはあるでしょうし、日本も諸外国を参考にしたら、自分たちをもっと自由にしていく方法が見つかると言っているだけです。

英語の「Human Resources」は、日本語では「人事」と訳されますが、実はＨＲと人事には大きな発想の違いがあります。人事は、昇進を決めることであり、社員に人の目を気にさせ悪い緊張を生み出すイメージがあります。一方、ＨＲは、それぞれの人が自分のことを実現する、やりたいことをやるために会社があるという発想から出てきています。

この人は、こういう能力を持っているから、どういう場面だったら一番活躍できるかを考えよう、人はみんな違う能力を持っているから、それぞれの良さを活かして、一緒に何ができるか考えよう、というのがＨＲ（人という資源の割りふり）です。

個をよく見て、個が楽しめることを考えたら、結果として会社としての生産性が高くなる。会社の規律が先にあって、それに個が服従しないと昇進できない、というのではなく、個があってこそ会社がある。もちろん規律はあるけれど、それよりも大事なことは、一人ひとりの社員の幸せであり、自由である、というふうに、組織から個人のほうへ少しだけ体重ののせ方を変えられたら、私たちはより自由になれるのではないでしょうか。

仕事でフローになるなんて考えられない、一部の才能に恵まれた人だけに起こることだろう、と感じる人は、このような「人事」の概念の犠牲になってしまっているのかもしれません。

仕事が「やらされる」ものでなく、「好きなことをやって自分が発揮できる」ものになる。通勤電車がいつも満員で、みんなが暗い顔で会社に行っていたのが過去になって、会社に行くとなったら嬉しくて笑いが止まらないというようになる。そうなったら、素敵だと思うのです。

真の教養が心に余裕を作る

よく受験勉強の偏差値など、一つの基準で人を評価することが平等だと言う人がいます。しかしみんなが同じ苦労をしないと評価ができないというのは、本当でしょうか？　例えば、どんなに生活の苦労やハンディキャップがある人にも、何も手助けすることなく、それがない人と同じ基準でテストするべきなのでしょうか。

また例えば、首の長いキリンと、足の速いネズミと、狩りの得意なライオンに対して、一つのテスト、例えば高いところに生《な》っている果物を採るテストで優劣つけようとすることは、平等なのでしょうか？　それはただ悪い緊張を生むだけではないでしょうか。

失敗、成功は一つの見方でしかありません。

行きたい大学、行きたい企業に受かったというのは、一つの成功ですが、それだからといって幸せになれるとは限りません。失敗したから、喜びを見つける場合もあるし、成功したから、惨《みじ》めになる場合もある。

例えば、今クロード・モネ、ピエール゠オーギュスト・ルノワールなど「印象派」といえば、展覧会は大盛況、知らない人はいませんが、印象派の人たちの絵は、もともとは、当時の主流であるサロン展から落選した人たちの集まりでした。

落選した人たちで展覧会を開いたとき、モネの出した絵『印象・日の出』を、当時の批評家が見て馬鹿にして「まるで印象を描いているみたいだ」と書いたことから付けられた名前が「印象派」なのです。

このような事実を知っていると「失敗しても、それが逆に成功になる場合がある」と思えることでしょう。ある価値観の中で成功するということは、その価値観に取り込まれることでもあるのだ、と理解ができる。このようなことを知っているのが真の教養なのです。

他人から与えられる賞よりも価値あるもの

受験の科目からオリンピックの競技種目まで、合格やメダルが取れる競技の数は限られていますが、人生には本当は一万、十万、百万の競技があるはずです。

成功は人の数ほどある。人間がやりたいと思うことの数より、メダルをもらえる数はまだずっと少なくて、その数の差だけ、これから人間が開発していく余地があるのです。

実際、古代ギリシャでは、学術的、芸術的な分野における達成には、賞金、賞品は出ませんでした。ソクラテスなど偉大な人がいましたが、彼らがどれだけすごいことを考えていても何も与えられませんでした。

それはソクラテスのように深く物事を考えられる人、人生や世界を深く理解できる人になれたなら、そういう人になれること以上に価値があることはないと考えられていたからです。

自分が一生懸命に生きて、自分で価値観を築き上げることができた、深いものの見方ができるようになったということ自体が、自分の人生に喜びを与えてくれるのだから、それ以上の価値はない。他人から与えられる賞は、その喜びより低い。それが古代ギリシャの考え方でした。

現代に生きる人の中にも、このような考え方をしている人がいます。

ロシアの数学者グレゴリー・ペレルマン（1966〜　）はポアンカレ予想を解くという偉業を成し遂げました。それで彼に数学界最高の賞「フィールズ賞」が与えられることになったのですが、ペレルマンはそれを辞退して、サンクトペテルブルク郊外の森に茸《きのこ》を採りに行くと言って行方をくらましてしまいました。

ポアンカレ予想を解くこと自体に最大の価値があったのであって「賞」など意味がない。それが彼の考えでした。メダルをもらうことは、それ自体に価値があることではない。価値はあるとしても、本当の価値に対して付いてきた余分な価値なのです。

それはスポーツのオリンピックでも同じではないでしょうか。本当にアスリートが価値をもらっているのはメダルからではなく、一生懸命練習して、今まで自分にできなかったことができるようになったことからのはずです。

現代では特に、オリンピックは商業オリンピックになって運営されているので、アスリートにはスポンサーがついて、国だけではなく、会社を背負って戦わなくてはならなくなっていて、もはや誰のために戦っているのかわからなくなってしまうくらい、プレッシャーが大きいのは確かです。

どんな世界でもしがらみはあるけれども、その中でいかに純粋でいられるか。フィギュアスケートの羽生結弦選手は、その純粋さをひたすら努力して保っているように見えます。だからこそ、私たちに大きな感動をもたらすのでしょう。

純粋など夢物語だと笑うなかれ。

本質を見抜く力を身につけて、なるべくその本質に寄り添おうとすることで、悪い緊張から自分を解放することができるのです。

本質は常に揺れ動いています。

価値が既に定まったものは、固定化され、動かない、いわば死物です。

価値の定まらない、生きた本質に寄り添おうとするのには、努力がいるのです。

○第5章のキーポイント

緊張しないためには無意識の状態を最初にセットアップすることが必要で、脳に自動運転させるために有効なのがルーティーンを作ることです。難しいことを乗り越えるときに、決まったことがあるのは、心を楽にしてくれるからです。

「無意識」を高めるためには、普段から意識と無意識とがよく対話していることが大切です。自分の無意識がどういう性質を持っていて、どういうことを課すとどういう反応をするのかを日頃から確かめていくことで、無意識を上手く整えることができるようになっていきます。

また、意識の問題として、私たちは自分自身を知るのに、他人の反応を参考にしています。自分の個性や能力を、自分自身で見るのは難しいから、往々にして他人と比べて、また他人からのフィードバックを参考にして、徐々に理解していくのです。だから他人を気にすることや承認欲求は大事なのですが、自分の価値について最後のところは、やはり自分で決めなければなりません。

結局のところ、人からどう評価されているかは不良設定問題であり、他人が自分のことをどれだけわかってくれているかなど、本当のところわからないのだという認識を持って、自分を信じることが大切なのです。

おわりに

脳をポジティブ変換して、自分の限界を超える

最後までお読みいただきありがとうございます。

「茂木さんって、緊張しないんですか?」

こんなことを、よく聞かれることがあります。

私はここ数年、緊張とは無縁の人生を歩んでいて、その秘訣はといえば、ここまで本書で取り上げてきたことを実践しているからに他なりません。

そこで最後に、どんな場面でも緊張を克服し、自分の持てる全ての力を引き出す、とっておきの方法を伝授しておきたいと思います。

それは、大事な本番で緊張しないための自分との対話テクニックです。

緊張してどうしても自分の力を発揮できない人は、「上手くいかなかったらどうしよう」「失敗してしまうかもしれない」「自分には荷が重すぎる」など、どうしても自分自身とネガティブな対話をしてしまい、負の感情に支配されがちです。

こうしたネガティブな自分自身との対話は、緊張や不安な気持ちに拍車をかけてしまいます。つまり、自分の感情が緊張を生み出す害悪になってしまうのです。

そこで、緊張しそうなときほど、「ぜったい上手くいく」「成功できる」「自分ならできる」といったように、自分をポジティブにする言葉を使って、自分自身との対話をしてみてください。

どうなるかはわからないのだから、わざわざネガティブな対話をするよりも、ポジティブな対話を心がけるほうがいいのです。

これはビジネスパーソンでも学生でも、スポーツアスリートでも誰でも、今からすぐに実践できる簡単なことです。

脳の中で自分自身とポジティブな対話を重ねていけるようになると、いい意味で自分にプレッシャーをかけられるようになっていきます。

私たちの脳は、そうしたプレッシャーのもと、何か難しいことにチャレンジするときこそドーパミンが出て脳回路が強化されていきます。

このドーパミンという脳内物質が分泌されて緊張や不安から解放してくれることで、質の高いパフォーマンスを発揮することができるようになるのです。

このような話をすると、「自分には無理に決まっている」と、勝手に自分の限界を決めつけてしまう人が多いようですが、こうした考え方は脳科学的な見地からいうと、自分の脳に暗示をかけているようなものです。

なぜなら、人間の脳は、私たちが想像している以上にすばらしい能力を持っているのですから。

人間の脳は例外なく限界がない。つまり、誰もがどんなことにもチャレンジできる、無限の可能性を秘めているのです。

先に述べた通り、緊張してしまう人というのは自分の勝手な思い込みで、負の感情に支配されているのですが、そういった思い込みというのは、往々にして何の根拠もありません。

気弱になった受け身の自分というのは、どうしてもネガティブになりがちですが、そんな思い込みを捨てて脳をポジティブ変換してみてください。

緊張から解放され、自分のパフォーマンスを画期的に高めていくために、「自分ならできる！」と、自分と対話し、プレッシャーと向き合ってみるのです。

うまくいっている自分を想像しながら努力すること。これが自分の限界を超える布石となります。

ただし、自分の都合のよい言い訳を探してベストを尽くさなかったり、ただ誰かの指示に従っていればいいといった受け身の自分では限界を超えることはできません。

自分の限界に全力でチャレンジしてみてください。

自分を追い込んでみてください。

本気になってみてください。

そこで蓄えた脳の栄養というのは、きっとこれからの時代を生き抜く大きな武器になるはずです。

最後になりますが、本書の企画、構成は、河出書房新社の高木れい子さん、出版プロデューサーの神原博之さん、脳科学者の恩蔵絢子さんによるものです。ここに、深く感謝いたします。

茂木健一郎

企画・編集協力　神原博之（K.EDIT）
編集協力　恩蔵絢子
本文イラスト　野崎裕子
本文図版　茂呂田剛（エムアンドケイ）

河出新書 026

緊張《きんちょう》を味方《みかた》につける脳科学《のうかがく》

二〇二一年二月一八日　初版印刷
二〇二一年二月二八日　初版発行

著者　茂木健一郎《もぎけんいちろう》

発行者　小野寺優
発行所　株式会社河出書房新社
〒一五一－〇〇五一　東京都渋谷区千駄ヶ谷二－三二－二
電話　〇三－三四〇四－一二〇一［営業］／〇三－三四〇四－八六一一［編集］
http://www.kawade.co.jp/

マーク　tupera tupera
装幀　木庭貴信（オクターヴ）
印刷・製本　中央精版印刷株式会社

Printed in Japan　ISBN978-4-309-63129-5
落丁本・乱丁本はお取り替えいたします。
本書のコピー、スキャン、デジタル化等の無断複製は著作権法上での例外を除き禁じられています。本書を代行業者等の第三者に依頼してスキャンやデジタル化することは、いかなる場合も著作権法違反となります。

一億三千万人のための
『論語』教室

高橋源一郎
Takahashi Genichiro

『論語』はこんなに楽しくて面白い!
あなたも悩んでないで、
生きる上での様々な「疑問」を
孔子センセイに聞いてみよう。
高橋源一郎が20年の歳月をかけた
話題騒然の完全新訳。

ISBN978-4-309-63112-7

河出新書
012